Gisela Gehrmann
Meine neue Freiheit 60+

Gisela Gehrmann

Meine neue Freiheit 60+

WIE AKTIVES UND ERFÜLLTES ÄLTERWERDEN GELINGEN KANN

herbig

Wichtige Hinweise:
Alle Angaben, Empfehlungen und Informationen sind ohne jegliche Verpflichtung oder Garantie der Autorin. Für die Angaben zu genannten Produkten kann weder seitens der Autorin noch seitens des Verlages eine Gewähr übernommen werden.
In diesem Buch wurden alle Namen von Personen, die der Autorin von ihren
Erfahrungen erzählten, anonymisiert.
Wenn bei Personenbezeichnungen die männliche Form gewählt wird, geschieht dies aus Gründen der Lesbarkeit; die weibliche Form ist dabei immer
mitgemeint.

https://gerontologin-gisela-gehrmann.de
https://schickes-altern.de

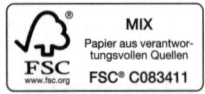

© 2020 Herbig in der Franckh-Kosmos Verlags-GmbH & Co. KG, Stuttgart
Alle Rechte vorbehalten.
Umschlaggestaltung: Maria Seidel, atelier-seidel.de
Umschlagmotiv: iStockphoto/Hulinska_Yevheniia; Cat_Chat
Lektorat: Christine Gerstacker, München
Satz: Satzwerk Huber, Germering
Druck und Binden: CPI books GmbH, Leck
Printed in Germany
ISBN 978-3-7766-2878-4

www.kosmos.de/herbig

Inhalt

Vorwort: Schickes Altern   8

Die Jungen Alten haben sich im Lebenslauf
dazwischengemogelt   10

60 ist das neue 40?   12
Anti-Aging ohne Hormone und Skalpell?   12
Ewiger Jungbrunnen durch Alternsforschung?   24
Ewiger Jungbrunnen durch medizinischen Fortschritt?   27

Mein Altern neu denken   29
Halbzeit des Lebens   29
Wer erträgt schon 40 Jahre Urlaub!   30
Unzufrieden mit dem gelebten Leben – und nun?   35
Null Bock auf gar nichts, aber keine Depression   37

Mein Altern neu gestalten   39
Gebraucht werden   39
Warum nicht mal ein Ehrenamt?   40
Mini-Selbstständigkeit im Rentenalter   54
Warum nicht neue Freunde suchen?   56
Warum nicht einfach nur Großeltern sein?   61
Warum nicht in einer Senioren-WG leben?   71
Warum nicht Drei-Generationen-Familie?   72
Warum nicht als Single leben?   74

Warum nicht Granny-Au-pair?   75
Warum nicht etwas nur für mich tun?   76

Mein Altern neu fühlen   84
Ich bin verliebt bis über beide Ohren   84
Ich habe bald Goldene Hochzeit   86
Ich hätte gern mehr Sex   89

Rund um das Gehirn   93
So arbeitet und altert unser Gehirn   93
Vergesslichkeit ist keine Krankheit   97
Fitness fürs Gehirn   98

Was Körpersignale bedeuten   107
Übergewicht? Und es sind doch die Hormone!   108
Im Faltenreich   114
»Er hört nur, was er will«   118
Die rote Ampel wird übersehen   121
Und ständig tropft die Nase   125
Müdigkeit ist der Schmerz der Leber   127
Noch Genuss oder schon Sucht?   130
An der Handschrift erkennen wir unser Altern   135
Am Abdruck des Sockengummis erkennen wir
Abflussstörungen   136
Am gestörten Geruchssinn erkennen wir Krankheiten   138

Wenn ein Freund stirbt   140

»Ich ziehe nächste Woche um«   140
Pudelmütze statt Aktentasche   142
Tischtennis und Skat bis zum Schluss   143
Angst vor dem Sterben? Palliativmedizin und Hospiz   144

Wenn die Eltern älter werden   146

Wir sind nicht verantwortlich für das Glück
unserer Eltern, aber sie brauchen unser Mitgefühl   146
Bedürfnisse bleiben, Möglichkeiten schwinden   148
Wir kümmern uns gern um unsere alten Eltern   150
Vater will seinen Führerschein nicht abgeben   167
Mutter will keine Vorsorgevollmacht ausstellen   171
Eine Altersdepression kann erdrücken   173
Von Altersgeiz bis Verarmungswahn   176
Der eingebildete Kranke ist auch depressiv   179
Demenz ist der Abschied vom Ich   183
Magensonde, ja oder nein?   191
Die Eltern wollen oder müssen umziehen   193
»Wir holen Vater Weihnachten nach Hause«   195
»Wir haben Mutter ins Pflegeheim gebracht«   196
»Ich habe meine Mutter bis zum Schluss gepflegt«   197

Schlusswort: Mut zum Hut   199

Mut zum Hut 2020 – trotz Corona, nur etwas anders   201

Quellennachweis   203

Vorwort: Schickes Altern

Mein Beruf ist das Alter. Ein Leben lang, in verschiedensten Positionen und Aufgabenfeldern, vom Ehrenamt bis zur Akademieleitung, vom Pflegen bis zum Forschen (aber nur in kleinen Forschungsaufträgen!). Immer waren sie da – die Alten.

Gerade mal 24 Jahre alt, mein erstes Hochschuldiplom der Humboldt-Universität Berlin als Diplom-Medizinpädagogin in Händen, wollte ich Krankenschwestern ausbilden und Chirurgie, Pathologie, Pharmazie unterrichten. War vor dem Studium selbst eine Krankenschwester. Das passte.

Es heißt so schön, Leben findet statt, während man von seiner Zukunft träumt. So war es. Der erste Traum war geplatzt. Ich wurde eingesetzt als Dozentin im Fachschulstudium Sozialfürsorge und bekam als Lehrfach »Alternswissenschaft und Komplexe Betreuung älterer Bürger«. So hieß es damals, in Potsdam, in der DDR. Wollte kein anderer lehren. Mein Traum war das nicht, Alternswissenschaft. Dann kommt, was kommen muss. Wenn man sich in ein Thema vertieft, wird jedes Thema interessant. Es dauerte gar nicht lange, da hatte mich das Thema Alter in seinen Bann gezogen, und ich habe es nie wieder losgelassen. Oder umgekehrt, wer weiß das schon.

Im Dezember 1989 habe ich erfahren, dass die Universität Osnabrück, Standort Vechta, zum ersten Mal einen Aufbaustudiengang Gerontologie anbot. Schon 1993 konnte ich dann mein zweites Hochschuldiplom als Diplom-Gerontologin in Händen halten – als erste Diplom-Gerontologin in den neuen Bundesländern. Wie stolz war ich!

Damals war es jedoch zu früh für diesen Abschluss. Kein Arbeitgeber wusste, was er mit mir anfangen sollte; 1993, im Land Brandenburg. Gerontologin wurde ich dennoch mit Herz und Seele. Über viele Etappen, mal als Aufstieg, mal als tiefer Fall, habe ich im Jahr 2005 in Potsdam eine Einrichtung eröffnet, die ich bis heute gewerblich betreibe und etwas provokant »Schickes Altern« nenne. Ein Treffpunkt für die Jungen Alten, für die Zukunft des Alters, für die Babyboomer-Generation. Inzwischen rede ich nicht mehr über das Alter, sondern letztendlich über mich. Bin selbst alt geworden dabei und fühle mich doch noch so kraftvoll, so mitten im Leben, so neugierig auf Zukunft. Und weiß inzwischen so viel über das Altern und Altsein. Von mir, von anderen, von den Wissenschaftlern, von den Praktikern. Deshalb schreibe ich dieses Buch.

Die Jungen Alten haben sich im Lebenslauf dazwischengemogelt

Ist Ihnen bewusst, dass Sie zwischen Berufsende und biologischem Altersbeginn heute rund 20 geschenkte Jahre haben und zur ersten Generation in der Geschichte der Menschheit gehören, die diese neue Lebensphase erleben darf und gestalten muss? Ihre Altersgruppe hat sich im Lebenslauf *dazwischengemogelt* – nicht mehr jung, aber noch lange nicht alt. Ein eigener Begriff für diese Lebensphase, die unsere Großeltern noch nicht einmal erahnen konnten, hat sich bisher nicht ergeben. Ob Best Ager, Silver Surfer, Silver Worker, Un-Ruhestand, aktives Alter – kein Begriff passt wirklich. Wir **fühlen** uns noch immer in der Lebensmitte, obwohl der Kalender etwas anderes zeigt. Wir sind die Jungen Alten.

Aber *wer* wollen wir sein? Was *wollen* wir tun? Was *müssen* wir tun? Einfache Antworten gibt es nicht. Eine ganze Generation ist auf der Suche nach sich selbst. Traditionelle Altersbilder in unseren Köpfen oder in der Gesellschaft sind Barrieren, die sich nicht einfach wegdenken lassen. Das beginnt mit Begriffen, die es eigentlich nicht geben dürfte. Zum Beispiel die Wortschöpfung »überalterte Gesellschaft«. Was für eine respektlose Bezeichnung! Der Ausdruck wirkt wie ein stummer Vorwurf, fast schon wie ein Schimpfwort. Muss man sich als alter Mensch schämen, weil man noch lebt? Aber wer ist ab wann alt? Wer ist gemeint mit überaltert? Es gibt keine eindeutige Antwort auf diese Frage. Und wir, die Jungen Alten, sind weder unproduktiv, weder versorgungsbedürftig noch pflegebedürftig. Wir pflegen sogar unsere eigenen Eltern, oft viele Jahre. Und auch das ist neu in der Geschichte des Alters. Waren es früher vereinzelt Ausnahmesituationen, gehört das Kümmern um die alten Eltern heute zur normalen Biografie der Jungen Alten. Deshalb widme ich in diesem Buch auch ein großes Kapitel dem Thema »Wenn die Eltern älter werden«. Eine Fülle von praktischen Tipps soll Ihnen helfen, diese Lebensaufgabe mit weniger Stress, mehr Verständnis für das hohe Alter und mit mehr Stolz zu meistern.

Die Jungen Alten sind nur alt im juristischen Sinn, weil im Rentenalter oder kurz davor. Biologisch sind wir noch lange nicht alt.

Im Jahr 1950 lebten in der Bundesrepublik 10 Prozent alte Menschen (im Alter über 60), im Jahr 2020 leben in Deutschland nur 7 Prozent alte Menschen (im Alter über 80). Was soll das Jammern, wir wären eine überalterte Gesellschaft?

60 ist das neue 40?

Gute Gesundheit, körperliche Fitness und sexuelle Ausstrahlung sind für viele 60-jährige Frauen und Männer heute selbstverständlich. Gern wird dabei verdrängt, dass der biologische Alterungsprozess schon längst begonnen hat, weil man sich heute mit 60 gern noch wie 40 fühlt. Diese Selbstwahrnehmung täuscht eine gewisse Zeit darüber hinweg, dass der Körper trotz aller Jugendlichkeit Tag für Tag altert. Akzeptieren Sie Ihren biologischen Alterungsprozess, er ist nicht rückgängig zu machen. Wir kennen allerdings viele Möglichkeiten, auf unseren eigenen Alternsprozess Einfluss zu nehmen.

Anti-Aging ohne Hormone und Skalpell?

Mit dem Anti-Aging ist es so eine Sache. Der Begriff ist derzeit etwas verpönt, es gilt als moderner, sich zum Alter zu bekennen, und man spricht von Pro-Aging. Aber mal ehrlich, würden Sie wirklich etwas dafür tun, dass Sie schneller altern? Also pro = für den Alternsprozess Geld und Zeit investieren? Ein Ja würde ich kaum ernst nehmen. Es ist doch vollkommen legitim, die Lebensphase Alter zu bejahen, aber gleichzeitig seinen Körper fit, belastbar und schön zu mögen.

Die Alternsforschung kennt über 140 Möglichkeiten, das biologische Altern zu verlangsamen. Keiner kann alles umsetzen, nicht alles ist für jeden sinnvoll, notwendig oder bezahlbar. Manches wissen wir auch ohne Alternsforschung, weil es zum alltäglichen Know-how unseres Kulturkreises zählt. Anti-Aging ist weit mehr als Schönheitschirurgie und Botox, Anti-Aging ist längst Bestandteil unseres Alltags. Beispielsweise sind Zahnpflege und regelmäßige Zahnarztbesuche eine Form von Altersverhinderung: Ab Mitte 30 dürften Zähne bereits ausfallen, es wäre biologisch normal. In manchen Ländern sieht man noch auffallend viele Männer und Frauen, die in diesem Alter wenige oder schlechte Zähne haben.

Oder denken Sie an die kosmetische Möglichkeit des Haarefärbens: Frauen und zunehmend auch Männer nutzen dieses Schönheitspflästerchen, um jünger zu wirken. Vor drei Jahren habe ich einmal laut darüber nachgedacht, meine Haare nicht mehr zu färben. Der graue Streifen war inzwischen unübersehbar, wenn das Färben drei bis vier Wochen zurücklag. Die Antwort in meinem Umfeld kam so spontan wie erschrocken: »Nein, bitte noch nicht jetzt.« Also wird weiter gefärbt und verjüngt.

Beispiel Sport und Bewegung: Für viele Menschen im Alter gehört das längst zum normalen Alltag. Ob Wandern, Schwimmen, Radfahren, Walken, Tanzen, Gymnastik oder Fitnessstudio – die Menschen spüren, wie gut es ihnen tut. Es gibt keine wissenschaftlichen Hinweise, dass sich das Leben dadurch verlängert, aber die Lebensqualität im Alter ist nachweislich besser. Muskelgewebe lässt sich bis ins hohe Alter trainieren und vermehren. Leider baut es sich mit jedem Lebensjahr aber auch schneller wieder ab. Wir brauchen deshalb immer mehr Initiative, wenn wir unseren Körper in Form halten wollen.

Beispiel gesunde Ernährung: Ich kenne viele Menschen, die sich im Rentenalter bewusster um ihre Ernährung kümmern als in früheren Jahren. Der Gesundheitsaspekt spielt hierbei eine größere Rolle als die Figur.

Beispiel Vorsorgeuntersuchungen: Welchen Grund gäbe es dafür, wenn nicht den zutiefst menschlichen Wunsch nach einem langen und gesunden Leben?

Alles ist Anti-Aging, Sie und ich leben es, auch wenn wir es nicht so benennen. Die Medizin hat vor knapp 20 Jahren sogar eine sensationelle Erfahrung gemacht: Selbst verkalkte Blutgefäße können sich wieder »entkalken.« Es war der Zufall, der zu dieser Erkenntnis führte. Eine junge Frau erhielt eine Nierentransplantation, bei dem eingepflanzten Organ handelte es sich um eine schon verkalkte Niere. Um ihr Leben zu retten, sollte diese Niere lediglich als Übergangslösung dienen. Wie groß war die Überraschung, als sich die Verkalkungen im jungen Körper wieder auflösten und sich die Niere wieder verjüngte. Der menschliche Organismus kann sich immer wieder um ein paar Jahre verjüngen. Anti-Aging bietet dafür viele Wege. Ob man das will, ob es für einen persönlich wichtig ist, das darf jeder für sich entscheiden. Wir dürfen auch ganz einfach vor uns hin altern! Warum denn nicht? Aber für die Ehrgeizigen unter uns hat Prof. Dr. Christoph M. Bamberger, Direktor des Medizinischen Präventionszentrums Hamburg und Experte für den Stoffwechsel des Alterns (1), ein Vier-Stufen-Programm zum Jungbleiben zusammengefasst:

1. Vorsorgeuntersuchungen einhalten
2. Gesund essen und leben, viel bewegen, weniger negativen Stress zulassen
3. Bei Bedarf Hormone einsetzen
4. Ziele setzen, soziale Bindungen pflegen

Man muss es nur tun.

Im Laufe meines Berufslebens habe ich einige Produkte, Geräte und Maßnahmen kennengelernt, die ich hier vorstellen werde. Was ich selbst nur aus der Literatur oder Werbung kenne, erkläre und bewerte ich nicht.

Ginkgo

Ginkgo-Arzneimittel werden als Extrakte aus den Blättern des Baumes *Ginkgo biloba* gewonnen. Im Handel wird Ginkgo in Form von Filmtabletten, Tropfen, Dragees und Tees angeboten. Der Wirkstoff ist anerkannt zur Förderung der Mikrodurchblutung im Körper, auch im Gehirn. Durch die verbesserte Hirndurchblutung kann eine altersgerechte Vergesslichkeit gemindert werden. Gelegentlich berichten mir Menschen davon, dass sie aufgrund der zugenommenen Vergesslichkeit seit Jahren Ginkgo nehmen und nicht mehr darauf verzichten möchten. Ein Schutz vor oder gar eine Hilfe bei Demenz ist der Wirkstoff jedoch nicht, auch wenn Werbung das manchmal verspricht. Nehmen Sie bereits ärztlich verordnete Gerinnungshemmer ein, dürfen Sie Ginkgo nur nach ärztlicher Absprache konsumieren. Es könnte durch die Mischung der unterschiedlichen Wirkstoffe zu inneren Mikroblutungen kommen.

Q10

Q10 wird inzwischen nicht nur in Hautpflegeprodukten, sondern auch in der Medizin eingesetzt. Vielen ist es als Bestandteil von Gesichtscremes und als Nahrungsergänzungsmittel bekannt. Q10 wird in der Chemie Ubichinon-10 genannt und wurde bereits 1957 entdeckt. Es fördert den Verbrennungsprozess in den Zellen und damit die Energiegewinnung. Der britische Wissenschaftler Peter D. Mitchell erhielt für seine Forschung zur Wirkung von Q10 im Jahr

1978 den Nobelpreis für Chemie. Etwa bis zum Lebensalter von 35 Jahren sollen unsere Zellen Q10 in ausreichender Menge produzieren, um danach die Produktion Jahr für Jahr abzusenken. Die Zellenergie nimmt folglich ab. Vor diesem Hintergrund scheint es sinnvoll, Q10 von außen zusätzlich zuzuführen, wenn der Körper müde und kraftlos ist. In einigen Ländern wird Q10 hoch dosiert zur ärztlichen Therapie bestimmter Krankheiten eingesetzt. Ein Wundermittel zur Heilung sämtlicher Krankheiten ist es dennoch nicht. In Deutschland wird empfohlen, keine Tagesdosis über 100 mg einzunehmen, da Nebenwirkungen bekannt sind. (2)

Q10 ist eine ölige gelbe Substanz und wird in Apotheken und im Internet in flüssiger Form oder als Kapseln verkauft. Welchen Wirkstoffgehalt an Q10 eine Hautcreme enthalten muss, um wirksam zu sein, kann ich nicht beurteilen. Mir ist nur bekannt, dass Q10 inzwischen auf dem Weltmarkt sehr begehrt und sehr teuer ist.

Vitamine und die freien Radikale

Vitamine werden oft als Anti-Aging-Produkte beworben. Vor allem Vitamin A, C und E sind Antioxidantien, sogenannte Radikalfänger. Freie Radikale sind Zwischenprodukte im Zellstoffwechsel, welche beim Zerkleinern des Zellmülls helfen, der sonst nicht abtransportiert werden kann. Ohne freie Radikale stirbt eine Zelle. In hohen Dosen sind freie Radikale jedoch schädlich, da sie nicht nur den Zellmüll, sondern auch gesunde Zellbestandteile zerstören können, bis hin zur DNA. Haut- und Bindegewebszellen altern dann schneller. Ein Problem ist nicht lösbar: Was sind geringe Dosen, was sind hohe Dosen an freien Radikalen in einer Zelle? Darauf gibt es gar keine Antwort. Messwerte von Zellkulturen im Labor sind nicht übertragbar auf das

Nahrungsergänzungsmittel

Ginkgo, Q10 und Vitaminprodukte gehören zu den frei verkäuflichen Nahrungsergänzungsmitteln. Ob Nahrungsergänzungsmittel helfen oder nicht, ob der Mensch sie braucht oder nicht, lässt sich mit wissenschaftlichen Maßstäben nicht bewerten. Denn Wirkstoffe, die durch wissenschaftliche Studien in ihrer Wirksamkeit für den Menschen belegt sind, werden den Arzneistoffen zugeordnet und gelten dann als Arzneimittel und nicht als Nahrungsergänzungsmittel. Da solche Studien teuer, zeitaufwendig und von vielen Genehmigungsverfahren abhängig sind, bleiben viele Produkte dem Bereich der Nahrungsergänzungsmittel zugeordnet. Was nicht automatisch heißt, dass diese nicht wirken. Die Wirkung ist nur nicht objektiv mit Zahlen beweisbar, sondern bleibt der subjektiven Einschätzung der Kunden vorbehalten. Nahrungsergänzungsmittel sind im rechtlichen Sinne Lebensmittel und müssen dem Bundesamt für Verbraucherschutz und Lebensmittelsicherheit angezeigt werden.

reale Leben. Keiner kann sagen, wie viele freie Radikale werden wann in welcher der Billionen menschlichen Zellen benötigt. Ab wann werden die Radikalfänger, die Antioxidantien, zur Gefahr für die Zelle? Zur Überdosierung mit den Vitaminen A und E gibt es bereits Erfahrungen. Vor ca. 30 Jahren gab es in den USA ein Forschungsprojekt mit Vitamin E als perfektem Radikalfänger. Es wurde Rauchern empfohlen, um das Lungenkrebs-Risiko zu mindern. Die Studie wurde vorzeitig abgebrochen, da es bei Teilnehmern sogar ein erhöhtes Krebsaufkommen gab.

Vor rund 70 Jahren wurde in den USA die Einnahme hoch dosierter Vitamin-A-Produkte zur Hautpflege empfohlen. Das Ergebnis soll sehr gut gewesen sein, aber die Leber wurde geschädigt. Vitamin A ist ein fettlösliches Vitamin und wird im Körper in Fettzellen gespeichert. Die Leber bildet sich bei lang dauernder hoher Zufuhr zur Fettleber um. Deshalb ist es wichtig, bei der Einnahme aller Vitaminprodukte die empfohlene Tagesdosis an fettlöslichen Vitaminen nicht über einen längeren Zeitraum zu überschreiten. Fettlöslich sind die Vitamine E-D-K-A, gut zu merken, wenn Sie diese Buchstaben als ein Wort aussprechen.

Erhöhte Sauerstoffzufuhr

Die Sauerstoff-Mehrschritt-Therapie nach Ardenne (SMT) wurde vom Physiker Prof. Manfred von Ardenne im Rahmen der Krebsforschung entwickelt. Durch Sauerstoffmangel verengte Blutkapillaren erfahren durch diese Therapie eine erneute Weitstellung. Die Sauerstoffaufnahme des Blutes verbessert sich nachweislich und führt zu einer messbaren Steigerung des Energiehaushaltes der Zellen.

Ich kenne persönlich eine 90-jährige Frau, ich nenne sie Frau A., die seit vielen Jahren diese Therapie selbst nutzt und in ihrer kleinen Praxis Menschen mit der SMT behandelt. Während der Therapie sitzt der Mensch auf einem Hometrainer und atmet über eine Maske verstärkt Sauerstoff ein. Durch die Bewegung wird die gesamte Durchblutung im Körper angekurbelt, die Kapillaren erweitern sich, und der Sauerstoff gelangt in die Zellen. Frau A. empfiehlt jedes Jahr einmal eine Serie von zwölf Wochen, pro Woche eine Therapiesitzung. Das Gerät kann aber auch käuflich erworben werden. Frau A. ist für SMT selbst die beste Werbung. Sie ist gesund, fühlt sich belastbar und kräftig und erzielte am Age Scan (s. Kasten) hervorragende Werte. Sie ist biologisch 28 Jahre jünger, also 62! Am Age Scan kann man nicht schummeln. Die am Gerät ermittelten elf physikalischen Werte sind real und überzeugend. Eine Bekannte von Frau A., kalendarisch 60 Jahre alt und keine SMT-Nutzerin, erzielte am Age Scan deutlich schlechtere Werte, sie ist biologisch zwölf Jahre älter, also biologisch 72. Und fühlt sich auch so. Verschweigen will ich nicht, dass Frau A. optisch nicht 28 Jahre jünger aussieht, das leistet SMT dann doch nicht. Ausführliche Informationen zur SMT finden Sie auf der Website des Ardenne-Instituts. (3) Zur Qualität der Geräte anderer Hersteller zur SMT habe ich keine Erfahrungen.

Das Alter messen

Der Age Scan wurde vor Jahren an der Anti-Aging-Akademie München entwickelt und ist ein Gerät zur Messung physikalischer Werte, um verschiedene Körperfunktionen zu testen. Es lassen sich Aussagen zum Kurzzeitgedächtnis, zur Reaktionsfähigkeit, zur Hörschwelle, Lungenfunktion und Muskelkraft treffen, um auf dieser Datenbasis das biologische Alter der Testperson zu ermitteln. Das Gerät Age Scan wird in verschiedenen Arztpraxen, Reha-Kliniken und Anti-Aging-Kliniken eingesetzt.

Sexualhormone

Seit Jahrzehnten erproben weltweit Wissenschaftler den Einsatz von Sexualhormonen zur Verhinderung des Alterungsprozesses. In den 1950er-Jahren wurden beispielsweise Schafsembryonen verarbeitet und Männern per Infusion verabreicht. Das Serum sollte die Potenz erhalten bzw.

steigern. Heute können Männer in Amerika das Hormon DHEA (Dehydroepiandrosteron) als Nahrungsergänzungsmittel kaufen. DHEA ist eine Vorstufe des Testosterons und verhindert den typischen männlichen Bauchansatz beim Älterwerden. In Europa ist der Verkauf von DHEA nicht gestattet, da keine Erkenntnisse zu möglichen Nebenwirkungen und Spätfolgen vorliegen.

Frauen nehmen heute oft Östrogene auch nach den Wechseljahren ein. Sie können zur Linderung von Wechseljahresbeschwerden beitragen und sind Osteoporose-Prophylaxe. Haut und Busen bleiben dadurch länger straff. Ein schöner Nebeneffekt. Östrogene können aber nicht bis ins hohe Alter eingenommen werden, sie schädigen im Alter die Leber. Nach dem Absetzen der Hormone beschleunigt sich nicht selten der Alterungsprozess von Haut und Bindegewebe, sodass das unterdrückte normale Altern dann in kurzer Zeit nachgeholt wird.

Cortisol

Vor etwa 60 Jahren wurden mit dem Hormon Cortisol, besser bekannt als Prednisolon, auffallend gute Anti-Aging-Ergebnisse bei der Hautpflege im Gesicht erzielt. Der Hautzustand verbesserte sich innerhalb weniger Tage. Leider verändert sich nach längerer Anwendung die Haut, sie wird dünner und durchlässiger für Schadstoffe, sie wird zur sogenannten Pergamenthaut, wie sie oft bei sehr alten Menschen an Händen, Armen und Beinen zu sehen ist. Diese Veränderung lässt sich nicht rückgängig machen. Deshalb soll Prednisolon-Salbe auch aus medizinischen Gründen nie längere Zeit angewendet werden. Cortisol ist ein menschliches Hormon, welches in der Nebennierenrinde produziert wird. Prednisolon wird künstlich produziert und in Form von Spritzen, Tabletten und Cremes als Arzneimittel verabreicht. Cortison und Prednison sind lediglich die inaktiven Formen von Cortisol und Prednisolon, also die gleichen Wirkstoffe.

Fasten

Vom Fasten wird seit jeher in zahlreichen Kulturen berichtet, in vielfältigsten Formen, mit unterschiedlichsten Zielen, Ritualen und Zeitvorgaben. Die heutige Wissenschaft erklärt seinen Effekt damit, dass der freiwillige Nahrungsentzug in den Zellen biochemische Reaktionen auslöst und Abfallprodukte im Zellinnern recycelt werden. Fasten hemmt außerdem nachweislich Entzündungen im Körper, deshalb können Gelenkschmerzen plötzlich weg sein. Viele weitere positive Wirkungen auf den Körper sind bekannt.

In Deutschland ist Fasten im normalen Familienalltag eher weniger verbreitet. Fasten wird eher organisiert als Fastenwandern, Fastenurlaub, Heilfasten in der Klinik u. Ä. bevorzugt. Ein besonderer Begriff des Fastens hat aber plötzlich völlig neue Zielgruppen erreicht, die noch vor wenigen Jahren in keiner Weise zum Fasten bereit waren. Das derzeit propagierte Intervallfasten interessiert die Menschen. Eine Bekannte, seit Jahrzehnten übergewichtig und erfahren in zahlreichen Diäten, erzählte bei einer zufälligen Begegnung auf der Straße, dass sie seit sechs Monaten das 16-Stunden-Intervallfasten einhält und zwölf Kilo Gewicht verloren hat. Sie fühlt sich sehr wohl und hat mit diesem Tagesrhythmus keine Probleme. »Vor allem esse ich jetzt abends keine Chips mehr, da ich nach 18 Uhr gar nichts mehr zu mir nehme.«

Persönlich habe ich selbst reichlich Erfahrungen mit Drei-Wochen-Fasten und 400 kcal pro Tag. Diese Wochen sind

21

Anti-Aging pur! Schade nur, dass es nicht lebenslänglich möglich ist. Keine Wehwehchen, Glücksgefühle ab dem dritten Tag, konzentriert beim Arbeiten, Lust auf Bewegung. Einfach ein Genuss. Wer von Ihnen auch Fastenerfahrung hat, wird es bestätigen.

Zähneputzen

Wer hätte das gedacht, Zähneputzen schützt vor Herzinfarkt! Zunächst verhindert eine gute Zahnpflege, wozu auch der Einsatz von Zahnseide und eine professionelle Zahnreinigung gehören, dass es zu Zahnfleischentzündungen, zur Parodontitis, kommt. Ab dem 40. Lebensjahr sollen 80 Prozent der Menschen betroffen sein. Die Parodontitis ist eine bakterielle Infektionserkrankung und verstreut Bakterien über die Blutbahn in den ganzen Körper. Diese Bakterien können auch Ursache eines Herzinfarktes sein, wie bei Herrn H., einem 70-jährigen Mann. Er ist körperlich in Bestform, achtet sehr bewusst auf seine Ernährung, hatte nie erhöhte Cholesterinwerte, kennt keinen erhöhten Blutdruck und hat ein perfektes Körpergewicht. Er hat nicht einen der Risikofaktoren für Herzinfarkt, und dennoch passierte es. Bei ihm waren es Bakterien, versteckt in einer unbemerkten Zahnfleischtasche. Sein gesunder und trainierter Körper hat den Herzinfarkt glücklicherweise gut überstanden.

Die Methoden 3 x 3, täglich Gymnastik und Ballett

Vor einigen Jahren begegnet mir beruflich ein Mann, geschätzt nach Gespräch und Aussehen höchstens 70 Jahre alt. Nebenbei erfahre ich sein Alter. 93! Unfassbar! »Das kann ich gar nicht glauben, Sie nehmen mich nicht ernst. Würden Sie mir vielleicht Ihren Ausweis zeigen, oder ist das zu unhöflich?« Gern zeigt er mir das Dokument. Jetzt kommt die Frage, die kommen muss:»Können Sie mir Ihr Geheimnis verraten? Wie ist das möglich?« Er antwortet kurz:»3 x 3. Seit 30 Jahren.« Konsequent jeden Tag nimmt er sich dreimal Zeit für je drei Übungen à zehn Minuten. Meditation, Gedächtnistraining und Gymnastik, vor allem Dehnung. Kostet kein Geld, erfordert dafür ein hohes Maß an Disziplin und Ausdauer. Aber es hat sich für ihn gelohnt. Er hat weder chronische Alterskrankheiten noch Schwierigkeiten mit sozialen Kontakten.

Renate, 83 Jahre alt, ist auch eine Frau, der man ihr Alter nicht glaubt. Körperhaltung und Gangbild perfekt. Geistig top. Im Ehrenamt aktiv. Keine wirklichen Gesundheitsprobleme (mehr). In jüngeren Jahren hatte sie solche. Ihr Motto zum Jungbleiben? Seit 30 Jahren konsequent jeden Tag Gymnastik zu Hause, plus zweimal pro Woche Gruppentraining.

Inka hat sich bei mir im Alter von 81 Jahren vorgestellt. Sie kam herein, legte im Stehen ihr Bein auf den Tisch und fragte:»Na, ab wann machen wir Ballett für Senioren?« Meine Fassungslosigkeit können Sie sich vorstellen. Inka war Ballettlehrerin, für Kinder, nicht für Senioren. Sie selbst setzte jeden Tag morgens vier Stunden in ihrer Wohnung ein Übungsprogramm um, vor allem Dehnungsübungen. Grazile Figur, wunderschöne Haltung, Beweglichkeit perfekt. Wir haben dann tatsächlich Ballett 50 plus angeboten und hatten auch einige Kurse. Ohne Sprünge natürlich. Für mich überraschend ist die Beobachtung, dass Frauen, die in ihrer Kindheit schon Ballettunterricht hatten, wenn auch nur kurze Zeit, diese Bewegungsmuster bis ins Alter beherrschen.

Das Gehirn hatte nicht vergessen, wie und wann welche Muskeln angesteuert werden müssen. Unglaublich.

Anti-Aging in Kurzform formulieren Ute und Roland Jentschura: »Wir Menschen sind von der Natur zur ständigen Regeneration befähigt und können so 120 Jahre alt werden. Die Frage ist, wie bleibe ich schön und gesund dabei? Drei Gebote sind dabei zu berücksichtigen: Meide Schädliches! Iss, trinke, tue Nützliches! Scheide Schädliches aus!« (4)

Ewiger Jungbrunnen durch Alternsforschung?

Die medizinische und biologische Alternsforschung ordnet sich heute zwei Konzepten unter:

a) Verschleißtheorie und b) Programmtheorie

Das Forschungskonzept a), die Verschleißtheorie, geht davon aus, dass die Zellen Abnutzungserscheinungen unterliegen, welche durch äußere Einflussnahme und Lebensweise verstärkt oder gemindert werden können. Der einzelne Mensch trägt demnach eine große Mitverantwortung für sein eigenes Altwerden. Je nach Stand der Wissenschaft wurden und werden seit ewigen Zeiten einzelne Faktoren beschrieben, die das Altern verlangsamen oder beschleunigen. Die Fülle an Studien, Erkenntnissen und Ratschlägen kann man endlos nennen. Einige Möglichkeiten für Anti-Aging habe ich bereits vorgestellt. Blutgefäße, Ernährung, geistige Tätigkeit, Sexualität, Stress, Genussmittel, Hormone, Schlafdauer und vieles mehr wird seit Jahrhunderten hinsichtlich des biologischen Alterns erforscht. Teilweise kommen Forscher im Laufe der Zeit auch zu vollkommen gegensätzlichen Schlussfolgerungen. Manches davon ist zum

Schmunzeln. Als vor 500 Jahren zum Beispiel die These der sich verbrauchenden Lebensenergie galt, wurde Männern empfohlen, »möglichst spät anzufangen und es möglichst selten zu tun, damit es möglichst lange reicht«.

Heute empfiehlt die Sexualforschung eher das Gegenteil. Der Mann sollte frühzeitig mit Sex beginnen und den auch regelmäßig trainieren, um möglichst lange potent zu bleiben. DIE eine Antwort, wie man richtig altert, gibt es bis heute nicht. Der US-Alternsforscher Michael F. Roizen war vielleicht dann doch etwas zu optimistisch, als er 2004 sagte: »Ich glaube, dass wir in 15–20 Jahren wissen werden, wie wir 150 Jahre alt werden können. Der Clou dabei: Wir werden uns dabei wie 50-Jährige fühlen.« Sein Ratgeber *The RealAge Makeover* war damals in den USA ein Bestseller.

Auch *Der Spiegel* weckte 2019 mit einer Titelseite Neugier: »Sterben? Ohne mich! Forscher können erstmals das Altern aufhalten – und sogar umkehren.« (5) Der Titel lässt vermuten, dass es für heute ältere Menschen neue Erkenntnisse gibt, die das Altern aufhalten oder umkehren. Leider nicht. Der Beitrag berichtet von sehr interessanten Erkenntnissen aus der Zellforschung bei Kleinstlebewesen. Ob und in welcher Form dieses Wissen jedoch einmal für Menschen anwendbar wird, ist nicht absehbar.

Das zweite Forschungskonzept b), die Programmtheorie, geht davon aus, dass Altern und Tod genetisch programmiert und durch äußere Einflüsse und Lebensweise eher nicht beeinflussbar sind. Anti-Aging wäre demnach gar nicht möglich. Eine Alternstheorie des Gerontologen Max Bürger (1885–1966) besagt, dass Altern jede unumkehrbare Veränderung einer Zelle ist. Altern sei keine Krankheit,

Telomere geben Antwort

Die Telomere sind die Endstücke der Chromosomen und verkürzen sich bei jeder Zellteilung. Irgendwann sind sie zu kurz für die nächste Teilung. Diesen vorprogrammierten Zelltod nennt man Apoptose. Wir könnten also selbst bei allerbesten Lebens- und Umweltbedingungen nicht unsterblich sein, weil in den Zellen die Sterblichkeit vorprogrammiert ist. (7)

die es zu behandeln gilt. Jedes Lebensalter erhält durch den Wandel sein eigenes Gepräge, war sein Postulat. (6)

In den 1980er-Jahren wurde von Forschungsergebnissen am Methusalem-Gen der Fruchtfliege Drosophila berichtet. Es war gelungen, durch Gentechnologie das Leben der Fliege deutlich zu verlängern. So haben Forscher davon geträumt, auch das menschliche Leben bald auf 360 Jahre verlängern zu können. Aktuell erscheint uns diese Vision als eher unrealistisch und kaum wünschenswert.

Im Mittelalter, als von Genetik noch nicht die Rede war, gab es überraschend ähnliche Theorien, nur mit anderen Worten begründet. Der Mensch würde mit einer inneren Lebensuhr geboren, mit einer vorher bestimmten Lebensenergie. Wenn diese Uhr abgelaufen sei, wenn die Lebensenergie verbraucht sei, stirbt er. Der Mensch hätte demnach keinen Einfluss auf seine Lebensdauer.

Forschungen erklären diese Lebensuhr heute mit anderen Begriffen und liefern Beweise, dass Altern und der Tod in den Zellen, im Erbmaterial, vorprogrammiert sind. Zum Beispiel die Telomerforschung. Vielleicht haben Sie vor einigen Jahren darüber gelesen, als es den Nobelpreis für diese

Forschung gab. Plötzlich gab es Produkte, Sportarten und neue Geräte, mit deren Hilfe jeder bei sich die Telomerverkürzung stoppen könne und damit das Altern hinauszögern. Leider ist dem nicht so. Die Forschung befindet sich auch hier erst im Stadium der Grundlagenforschung, auf Zellebene bei tierischen Organismen.

Ewiger Jungbrunnen durch medizinischen Fortschritt?

Im Vergleich mit unseren Eltern und Großeltern altern wir offensichtlich biologisch deutlich langsamer. Man hat das Gefühl, wir werden immer jünger. Wer von unseren Eltern war körperlich mit 60 so fit wie wir heute? Dieser Vergleich lässt mich vermuten, dass unser Lebensstil und unsere Ernährung doch nicht so schädlich sein können, wie es die öffentliche Stimmung suggeriert.

Die immer weiter steigende Lebenserwartung heute ist auch ein Ergebnis moderner Altersmedizin und Pharmaforschung. Beide behandeln die normalen und krankhaften Verschleißerscheinungen des Körpers. Man mag diese Entwicklung kritisch sehen, aber betroffene Menschen sind dankbar für die erlangten Fortschritte. Hatte ein Mensch beispielsweise mit der Krankheit Diabetes mellitus Typ 2 (auch Altersdiabetes genannt) früher eine Lebenserwartung von 15 Jahren ab Ausbruch der Erkrankung, können Diabetiker heute ohne größere Einschränkungen der Lebensqualität Jahrzehnte mit der Krankheit leben. Waren Gefäßverkalkungen schon immer ein Problem des Alterns – unabhängig vom Lebensstil –, können Blutverdünner und Gefäßplastiken heute Leben retten und viele Jahre eine hohe Lebensqualität möglich machen. Herzinfarkte und Schlaganfälle waren noch vor 40 Jahren fast immer ein Todesurteil, heute sind Therapien und Rehabilitation so weit entwickelt, dass ein gutes Weiterleben für fast alle Betroffenen möglich ist. Die Beispiele lassen sich fortsetzen und wahrscheinlich in jeder Familie finden. In unserer persönlichen Verantwortung liegt heute eher die Prävention chronischer Erkrankungen, damit es gar nicht oder deutlich später zu den typischen Alterserkrankungen kommt. Anti-Aging kann dabei helfen.

Mein Altern neu denken

Bin ich schon alt? Die Antwort fällt unterschiedlich aus, je nach Situation. Geht es um unser Aussehen, modische Kleidung, körperliche Fitness, Reiselust und Unternehmungsgeist, fällt das Selbstbild meist positiv aus. Man fühlt sich jung geblieben. Im Vergleich zu den eigenen Eltern sind wir auch mit 60 deutlich jünger. Man spricht davon, dass die heute 60-Jährigen rund 15 bis 20 Jahre biologisch jünger sind als frühere Generationen. Wird die Frage jedoch gestellt, ob deshalb das gesetzliche Rentenalter erhöht werden sollte, fühlen sich plötzlich fast alle ganz verbraucht, erschöpft und alt!

Halbzeit des Lebens

Sehen Sie sich nun bitte den Zeitstrahl an und suchen Ihr jetziges kalendarisches Alter:

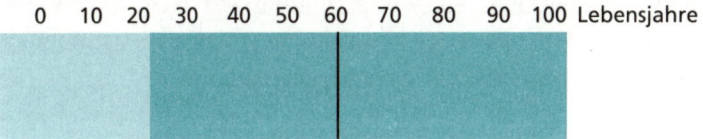

Ist Ihr erster Gedanke ernüchternd, dass Sie doch schon ziemlich alt sind? Denken Sie darüber nach, was Sie alles nicht mehr können? Wie schnell das Leben vorbei ist? Oder denken Sie, dass Sie noch ganz schön viel Leben vor sich haben? Denken Sie darüber nach, wozu Sie noch fähig sind, welche Potenziale noch immer ungenutzt in Ihnen schlummern?

Betrachten wir diesen Zeitstrahl einmal aus folgender Perspektive: Bis etwa zum 20. Lebensjahr war man Kind und Jugendlicher. Etwa ab 20 begann das Erwachsenenalter. Und das endet nicht mit dem Beginn der Rentenzahlung. Die häufig benutzte Einteilung der Generationen in Kinder, Jugendliche, Erwachsene, Rentner ist Nonsens, Rentner sind und bleiben Erwachsene. Gehen wir einmal davon aus, dass jeder der heute Lebenden im Alter 60 plus die Chance auf 100 Lebensjahre hat, dann umfasst das Erwachsenenalter <u>80!</u> Jahre. 80 Jahre – das ist unglaublich viel Leben. Dann ist man im Alter von 60 genau in der Lebensmitte. Man hat 40 Jahre Erwachsensein hinter sich und 40 Jahre vor sich. Was hat man in den zurückliegenden 40 Jahren zwischen 20 und 60 alles geleistet, geschaffen, aufgebaut, entwickelt, gearbeitet, geliebt und gelebt. Und genauso viele Jahre hat man noch einmal vor sich. Welch eine Chance zum Korrigieren, welch eine Chance für Neuanfang. Zeit zum Leben! Nur anders. Die Heidelberger Professorin Ursula Lehr, selbst schon 90 Jahre alt und Mutter der deutschen Altersforschung, sagte einmal: »Das eigene Alter sieht man nicht mehr als Zeit, die man hinter sich hat, sondern als Zeit, die man noch vor sich hat.« Diese Aussage hat mir so gut gefallen, dass ich sie nicht wieder vergessen habe.

Wer erträgt schon 40 Jahre Urlaub!

Für (zu) viele Menschen ist die Sehnsucht nach dem Ende der Berufsphase schon einige Jahre vor dem Rentenbeginn DAS Gesprächsthema. Freunde und Bekannte fragen sich gegenseitig ständig: »Und, wie lange musst du noch?« Dann wird philosophiert, wie schwer man schließlich gearbeitet hätte, dass man keinen Tag länger mehr durchhalten könne, dass man von den jungen Mitarbeitern nicht geachtet wird und so weiter. Über die Lebensplanung für die nächsten Jahrzehnte spricht kaum jemand. Wenn, dann sind es eher Aktivitäten, die an einen Urlaub erinnern: Reisen, Haus und Garten in Ordnung bringen, mehr Sport treiben, mit den Enkeln etwas unternehmen. Aber wer erträgt schon 40 Jahre Urlaub! Es geht im Alter 60 plus um sehr viel mehr. Es geht um den Sinn unseres Lebens, um unser Glück im Alter, um unsere Rolle in der Gesellschaft; es geht um Persönlichkeitsentwicklung ein Leben lang! Meine Beobachtung sagt: Leider ist diese Sicht bei den Jungen Alten eher unbeliebt. Die jetzigen jungen Rentner haben die Philosophie der verdienten bezahlten Freizeit so stark verinnerlicht, dass ihnen jegliche angetragene Forderung und Verpflichtung eher als Zumutung erscheint. Es ist Zeit für ein neues Selbstbild vom Alter!

Sie kennen alle den Spruch: »Wir können nicht verhindern, dass wir alt werden. Aber wir können beeinflussen, WIE wir alt werden.« Dieses Wie will geplant und bewusst gestaltet sein. Sonst gerät man schnell in die Tretmühle des Alltags und wird von seiner eigenen Bequemlichkeit vereinnahmt. Oder gehören Sie zur anderen Gruppe und sind immer und jederzeit hilfsbereit, wenn ein anderer Sie braucht? Weil Sie Zeit haben? Können Sie dann schwer Nein sagen? Spätestens an dem Tag, wenn Sie zum ersten Mal denken, oje, der Spruch »Rentner haben niemals Zeit« stimmt ja wirklich, spätestens dann sollten Sie etwas ändern. Ihre Lebenszeit rinnt Ihnen sonst durch die Finger, und nur Sie können das ändern. Sie brauchen einen Plan für Ihren Lebensabschnitt Alter.

Manche, vor allem Frauen, haben dieses Problem der leeren Zeit schon einige Jahre früher erlebt. Nicht erst mit dem Eintritt ins Rentenalter. Das Empty-Nest-Syndrom (Leeres-Nest-Syndrom) benennt ein Phänomen, wenn die erwachsenen Kinder bzw. das letzte Kind aus dem Haus gegangen sind. Ursprünglich hat man dieses Empfinden der klassischen Frauenrolle zugeordnet: der Frau, die nicht berufstätig war, sich um Kinder und Haushalt gekümmert hat und durch den Auszug nun ihrer Rolle als sorgende, kümmernde, putzende, kochende Mutter beraubt war. Inzwischen wissen wir, dass auch berufstätige Frauen und Männer vom Empty-Nest-Syndrom betroffen sein können. Es steckt also mehr dahinter als nur der Verlust der Mutter-/Vaterrolle. Die Mehrheit der Mütter und Väter genießt den neu gewonnenen Freiraum und die Arbeitsentlastung in Haushalt und Erziehung. Der Auszug der Kinder wird als selbstverständliche Lebensphase angenommen, die manchmal auch ein bisschen wehtut. Drei Frauen haben mir ihre Geschichte erzählt.

Ina

Ina ist 61 Jahre alt und war mit ihrem Sohn oft allein, ihr Mann war und ist beruflich viel unterwegs. Jetzt ist ihr Sohn erwachsen und vor einiger Zeit ausgezogen. »Plötzlich steht man vor der leeren Zeit. Ich war mit meinem Sohn mehr Team als mit meinem Mann, da der beruflich immer viel unterwegs war und noch ist. Mir fehlt jetzt nicht nur mein Sohn, sondern auch seine Freunde, die Lebendigkeit, die mit der Jugend ins Haus kam.« Ina hat viele gute Gespräche mit den jungen Menschen geführt, kannte die neuesten Filme, die neueste Musik und hat sich sogar getraut, mit den Jugendlichen öffentlich auf einer Slackline zu balancieren. (Slacken, sprich *slecken*, ist eine Trendsportart. Ein schlaffes Schlauchband, die Slackline, wird zwischen zwei Befestigungspunkten gespannt, darauf wird balanciert.) Ina beschreibt auch, wie sehr ihr das Sorgende fehlt, das Sich-um-jemanden-Kümmern. Vorbereiten konnte sie sich nicht auf die neue Lebenssituation, denn der Sohn ist von heute auf morgen ausgezogen. Es ist für Ina tröstlich, dass der Auszug keine Flucht weg von ihr bedeutet. Der Sohn ist seiner Freundin hinterhergezogen. »Ein bisschen tut es weh, aber es geht weiter. Das ist doch normal, dass die Kinder eines Tages weggehen. Er kommt auch öfter nach Hause. Und die Begegnungen haben eine ganz neue Qualität. Er reift, das habe ich mir gewünscht. Auch optisch wird er langsam ein Mann, und das finde ich schön.« Ina hat keine Depression, sie fühlt sich nur manchmal unwohl, wenn sie so allein ist. Es gibt wenig, was sie an der Jugend schrecklich findet. »Da sind wir heute anders als unsere Eltern. Wir sind viel näher dran an unseren Kindern, als unsere Eltern es waren.«

Heidi

Heidi ist jetzt 59 Jahre alt, ist seit 38 (!) Jahren verheiratet und hat vier Töchter. Drei Töchter sind schon vor einigen Jahren nach und nach ausgezogen und haben eigene Familien gegründet. Heidi kann sich erinnern, dass ihr der Auszug gar nicht schwergefallen ist. In der Familie kehrte nach anstrengenden »Zickenjahren«, wie Heidi diese Phase lächelnd benennt, Ruhe ein, und die manchmal nervenaufreibenden Beziehungen zu ihren Kindern entspannten sich wohltuend. »Meine jüngste Tochter war pflegeleicht. Sie hat mich immer akzeptiert, nicht so infrage gestellt. Aber sie hatte auch einen Hang zur Bequemlichkeit, sie lebte mit 25 Jahren das Hotel Mama. Ich habe sie wirklich gern versorgt und verwöhnt, aber ich wollte andererseits auch keine Tochter, die mit 30 Jahren noch immer an Mutters Rockzipfel hängt und nicht in der Lage ist, einen Haushalt zu führen.« Heidi hat die Initiative ergriffen und ihre Tochter überzeugt, sich ein eigenes Leben aufzubauen. Die älteren Töchter meinten nur, das wurde auch mal Zeit. Und als die Tochter schließlich ausgezogen war, da fehlte dann doch etwas zu Hause. Heidi sagt: »Da ging die Nestwärme aus dem Haus.« Sie und ihr Mann waren nur noch für sich selbst verantwortlich, Fürsorge war nicht mehr erforderlich. Da war es plötzlich egal, ob man fürs Wochenende die richtigen Joghurts und Getränke eingekauft hatte oder nicht. Es gab keine Sachen mehr hinterherzuräumen, keine Wäscheberge warteten. Und Heidi erzählt auch von Traurigkeit, dass die letzte Tochter dann doch so schnell selbstständig war und Mutters Hilfe in der ersten eigenen Wohnung so gar nicht einforderte. Das ist zwei Jahre her, und Heidi sagt: »Ich hätte sie schon noch gern bei mir. Aber so, wie es jetzt ist, ist es vernünftiger.«

Helen

Helen hat drei Kinder allein großgezogen. Sie hat ihre Kinder früh zur Selbstständigkeit erzogen und sich mit ihnen gefreut, dass sie alle ein Jahr im Ausland waren. Jetzt leben die zwei Söhne und die Tochter in Hamburg, Essen und Jena. Sie besuchen sich selten, da alle beruflich stark eingebunden sind. Der jüngste Sohn ist vor einem halben Jahr ausgezogen. »Die ersten Wochen habe ich total genossen. Sonntags blieb ich bis mittags im Bett. Ich konnte tun und lassen, was ich wollte. Lief das ganze Wochenende im Morgenmantel rum, denn ich musste nicht mit plötzlichen Besuchen seiner Freunde rechnen.« Irgendwann fing Helen an, samstags einen Kuchen zu backen. Falls Besuch kam, wollte sie vorbereitet sein. Immer landete der Kuchen montags unberührt im Mülleimer. Sie fing an, jeden Abend abwechselnd eines der Kinder anzurufen. Es blieb fast immer bei einem kurzen Wie-geht's-wie-steht's-sorry-habe-gerade-wenig-Zeit-lass-es-dir-gut-gehen-tschüss-bis-bald. »Das war für mich so ernüchternd. Ich dachte immer, meine Kinder lieben mich. Meine Kinder würden mich brauchen, auch als erwachsene Menschen. Dass ich plötzlich so ganz überflüssig bin, das kann ich schwer verkraften. Mehr will ich dazu nicht sagen.« Helen ist seit acht Monaten wegen einer schweren Depression in ärztlicher Behandlung. Der Arzt meint, sie leidet am Empty-Nest-Syndrom.

Heiko Ernst schreibt: »Altwerden ist eine Frage der Einstellung. Es kann so schön sein! Alter ist die Chance, in gewonnenen Jahren gut zu leben, Versäumtes nachzuholen, die Möglichkeiten einer mobilen und hyperaktiven Gesellschaft auszuschöpfen. Der genießende, reisende, sich bildende, kulturell und sozial engagierte Best-Ager ist die Zukunft.« (8)

Unzufrieden mit dem gelebten Leben – und nun?

Sind Sie im Rückblick mit Ihrem Leben zufrieden? Können Sie Ihr Leben als gelungen annehmen? Dann haben Sie gute Chancen auf ein glückliches Altwerden! »Wer das eigene Älterwerden nicht nur als Verlust erlebt, sondern auch als Weiterentwicklung sieht, der lebt gesund«, bringt es die Berliner Altersstudie des Max-Planck-Instituts auf den Punkt. (9) Oder hadern Sie mit den vielen verpassten Chancen, Kränkungen, Benachteiligungen und Fehlentscheidungen? Dann ist es Zeit für ein Umdenken. Ändern können Sie Ihre Vergangenheit nicht, aber wie Sie diese Vergangenheit bewerten, das entscheiden Sie ganz allein. Und die Zukunft liegt vor Ihnen. Von 60 bis 100 sind es 40 Jahre, vergessen Sie das nicht. Welch ein Drama, wenn man noch weitere 40 Jahre an seiner negativen Sicht aufs eigene Leben festhält und nichts daran ändert, keine Weiterentwicklung sieht und will. Veränderung ist aber möglich, ein Leben lang. Wenn ich mit 60 denke, dass ich noch jung genug bin, noch viele Jahre Zukunft habe, nehme ich Aktivitäten an, die Anstrengung, Intelligenz oder Kreativität erfordern. Das Gehirn wird dadurch messbar leistungsfähiger. Dann nimmt auch die Kraft für soziale Beziehungen wieder zu, die Frustrationstoleranz steigt, Konflikte bleiben beherrschbar und Probleme lösbar.

Wenn ich allerdings denke, dass ich mit 60 alt bin, dass sich Neues doch nicht mehr lohnt, suche ich nur noch Aktivitäten, die mich letztendlich unterfordern. Dem Gehirn fällt es bei andauernder Unterforderung immer schwerer, unwichtige Informationen auszublenden. Dann werden Bagatellen zu Problemen, die früher keine waren. Und Gedanken ergießen sich immer häufiger in langweiligen, abschweifenden Monologen vom Typ »also als Heinz, der Mann von Hilde, ach ne, war ja der Schwager von Hilde, als der Heinz Heiligabend mal einen Tannenbaum kaufen sollte, ach so, da muss ich noch sagen, der war Heiligabend nämlich sonst nie zu Hause, na ja, und dann hat's an dem Tag so fürchterlich geschneit, früher gab es nämlich noch weiße Weihnacht, das kennt ihr ja heute gar nicht mehr ...« Wer ist schon gern mit solchen Menschen zusammen? Wir erleben diese Menschen später als alte Menschen, die mit nichts zufrieden sind, keiner macht es ihnen recht, sie nörgeln, wirken undankbar, oft egoistisch.

Wollen Sie für andere Menschen im Alter sympathisch, anregend und interessant bleiben? Dann muss der Rentner-Alltag sympathisch, anregend und interessant gestaltet werden. Sie müssen sich fordern, statt sich gehen zu lassen. Aus innerem Antrieb, immer wieder neu. Diese Anstrengung kann Ihnen keiner abnehmen, wenn Berufsalltag oder Kindererziehung als äußere Taktgeber entfallen. Den Alltag strukturieren, die Zeit nicht dem Selbstlauf überlassen, ist eine der großen Herausforderungen übrigens in allen Lebensphasen ohne Arbeit, nicht nur im Rentenalter. Wenn es irgendwann egal ist, ob man etwas heute, morgen oder überhaupt nicht tut, tut man irgendwann überhaupt nichts mehr.

Null Bock auf gar nichts, aber keine Depression

Die Vorfreude auf das Rentenalter ist eine gefährliche bequeme Illusion. Plötzlich viel Zeit, keine üblichen Verpflichtungen, heute nicht, morgen nicht, vielleicht nie wieder. In der Vorstellung erscheint das vielen Noch-Berufstätigen wie das Paradies. Aber denken Sie nur noch mal kurz über die gerade erlebte Zeit der Ausgangsbeschränkung oder gar Quarantäne durch Corona nach. Wie viele Menschen haben darüber berichtet, dass es ihnen sehr schwergefallen ist, den Tag zu strukturieren, etwas Sinnvolles zu tun. In einer SMS schrieb mir jemand: »Es fällt mir jeden Morgen schwerer aufzustehen. Ich liege bis mittags im Bett, und dann gucke ich Serien. Es ist so langweilig, aber ich habe auch keinerlei Lust, etwas zu tun.« Genau das kann Ihnen im Rentenalter passieren.

Nichts spricht dagegen, beim Eintritt in das Rentenalter die neu gewonnene Freiheit zu genießen. Zeit haben ist heutzutage ein besonderes Privileg. Warum sollte man es nicht genießen? Leider kann das Privileg zum Problem werden. Freizeit ohne Grenzen führt schnell zu Langeweile, Trägheit macht sich breit. Mit der Trägheit kommt die schlechte Laune, was manche für eine Depression halten. Aber schlechte Laune ist keine Depression, das darf man nicht verwechseln. Depression ist eine schwere Krankheit, die ärztlicher Hilfe bedarf. Geistige und körperliche Trägheit hingegen ist selbst verursacht und kann auch nur selbst überwunden werden, sofern externe Verpflichtungen uns nicht fordern.

Leben ist individuell, jeder sucht sich seine eigenen Wege zum Glücklichsein. Wenn Sie Ihre Trägheit genießen können, dann tun Sie es, wer sollte es Ihnen verübeln. Sollten Sie an Ihrer Trägheit jedoch leiden, dann müssen Sie handeln, andere tun es nicht für Sie. Trägheit kann krank machen, kann auch in einer echten Depression enden. Nicht umsonst hat die katholische Kirche viele Jahrhunderte die Trägheit zu den sieben Todsünden gezählt.

Mein Altern neu gestalten

Der Ruhestand als Lebensphase ist ein Ergebnis der Industriegesellschaft. Die Entpflichtung des Alters wurde vor 120 Jahren als Fortschritt bewertet, sowohl gesellschaftlich als auch individuell. Den mit dieser Entpflichtung einhergehenden Sinnverlust erfassen wir erst jetzt, wo die Jungen Alten noch viele Jahre gesundes Leben vor sich haben. Die Wirklichkeit des jungen Alters ist nicht eindimensional. Es gibt im Bereich der Lebensmitte ebenso wie in anderen Altersgruppen engagierte und zurückgezogene, aufgeschlossene und bornierte, uneigennützige und egoistische Menschen. Man darf vom Alter nicht mehr erwarten als von jüngeren Altersgruppen. Eines haben wohl alle Generationen gemeinsam: Man will bemerkt werden, man will für wenigstens einen Menschen wichtig sein, man will irgendwo gebraucht werden.

Gebraucht werden

Wie gestaltet man 40 Jahre seiner Zukunft, für die es bisher keine gesellschaftlichen Vorbilder und keine Erwartungshaltung gibt? Es genügt nicht, die freie Zeit nach dem Berufsende mit Terminen zu füllen. Das fällt zwar nicht schwer, denn Angebote und Möglichkeiten, sich zu beschäftigen, gibt es in allen Preisklassen und für viele Interessen ausreichend. Ein voller Terminkalender in einem ansonsten strukturlosen Alltag suggeriert zunächst ein aktives Alter und damit das gute Gefühl, sich dem Zeitgeist entsprechend richtig zu verhalten. Um wirklich Zufriedenheit bis ins hohe Alter zu erlangen und Vereinsamung zu verhindern, bedarf es noch etwas mehr. Wir müssen spüren, dass wir GEBRAUCHT werden. Dieses Gebrauchtwerden müssen wir selbst organisieren, da die Gesellschaft bisher keine Anforderungen an Menschen im Rentenalter stellt.

Gebrauchtwerden kann in der Familie, im Betrieb, in der Nachbarschaft, im Ehrenamt, im politischen Engagement o. Ä. erreicht werden. Wichtig ist nur, dass man eine Verantwortung übernimmt, sich freiwillig für irgendetwas verpflichtet. Dabei ist es unerheblich, ob es kleine oder umfassende, zeitintensive oder punktuelle Aufgaben sind. Dieses Gebrauchtwerden gibt dem Leben offenbar Sinn und dem Alltag Struktur. Dazu gehört ganz selbstverständlich, dass man nicht jeden Tag Lust auf diese selbst gewählte Aufgabe spürt, dass man sich manchmal fragt, warum man das eigentlich macht. Und dass man sich manchmal auch ausgenutzt fühlt. Und genau dieses Spannungsfeld macht das Leben schließlich aus. Ein Alltag, der sich nur mit Beliebigkeiten füllt, vermittelt schnell das Gefühl von Langeweile. Wenn es egal ist, ob man morgens aufsteht und sich ordentlich kleidet, wenn es egal ist, ob man das Haus verlässt oder nicht, dann ist der Grundstein für Einsamkeit und Sinnentleerung gelegt.

Warum nicht mal ein Ehrenamt?

Auch wenn es merkwürdig klingt, Arbeit kann im Alter zum Segen werden. Vor allem ehrenamtliches Engagement. Es kann das Leben bereichern, weil es freiwilliges Tätigsein ist, weil es die innere Sehnsucht, etwas Gutes für die Gemeinschaft zu tun, befriedigt. Weil es uns einfach guttut, sinnvoll tätig zu sein. Die Generation 60 plus hat die Zeit, das Wissen und die Umsicht für wichtige Schaltstellen einer funktionierenden Gemeinschaft, sei es in der Kommunalpolitik oder im Vereinsleben. Die Generation gehört nicht in den lebenslangen Freizeitpark.

Interessant sind hierzu Erkenntnisse aus dem Jahr 2012. Im dem Jahr hat der *Stern* gemeinsam mit der Körber-Stiftung eine repräsentative Umfrage »Altern in Deutschland« in Auftrag gegeben. Das Forsa-Institut hat dazu knapp 1 300 Menschen zwischen 14 und 75 Jahren befragt. Ein Ergebnis: »Das Lebensmotto vieler Deutscher für ihr Alter lautet nicht: frei wozu? Sondern: frei wovon? Nur ein Viertel aller Befragten hat für die Zeit ab 65 Pläne für eine ehrenamtliche Tätigkeit. Aber je älter die Menschen werden, desto eher öffnen sie sich dieser Idee. 79 Prozent der über 65-Jährigen finden, ihre Altersgenossen sollten sich ehrenamtlich engagieren. Doch nicht alle, die das fordern, tun es auch selbst. Laut der Umfrage engagieren sich 46 Prozent der Rentner ehrenamtlich.« (10)

Wollen Sie sich vielleicht auch ehrenamtlich engagieren? Dann sollten Sie wichtige Aspekte vorab durchdenken, um eine für Sie persönlich richtige Entscheidung zu treffen. Warum wollen Sie sich freiwillig engagieren? Zu welchen Bedingungen? Was wollen Sie auf jeden Fall nicht?

Motive für das Ehrenamt

Vier traditionelle Motive für ein ehrenamtliches Engagement lassen sich erkennen (11), (12):

- Nutzwert
- Prestigewert
- Selbsthilfewert
- Solidaritätswert

41

Der Nutzwert: Man hat ganz persönlich einen Nutzen von dieser Tätigkeit, zum Beispiel die Zuneigung von Betreuten, freien Zugang zu Veranstaltungen, Wissensgewinn durch Schulungen, Kontakte und Spaß.

Herr Baum erzählt, 70 Jahre
»Man muss selbst daran interessiert sein, muss Spaß daran haben. Sonst wird es nichts. Im Berufsleben musste man sich damit abfinden, dass Jüngere kommen, dass man als Alter abtreten muss. Ich bin es doch nicht gewöhnt gewesen, keine Arbeit zu haben. Jetzt mache ich im Ort etwas unentgeltlich für die Rentner und komme dabei viel mit Leuten zusammen. Und die alten Leute sind so dankbar!«

Der Prestigewert: Man gewinnt an Ansehen im zugehörigen sozialen Umfeld oder öffentliche Würdigung in lokalen Medien. In manchen Bereichen, wie in Vorständen, kann man eine eigene neue Rolle aufbauen, wie man sie im Berufsleben nicht innehatte.

Frau Lehmann erzählt, 62 Jahre
»Dass ich eines Tages eine so gefragte Frau werde, habe ich mir auch nicht träumen lassen. Dabei wollte die Funktion gar keiner haben, und ich war gutmütig genug, sie anzunehmen. Jetzt habe ich eine solche Vielfalt an Möglichkeiten, ein so hohes Maß an Verantwortung, und spüre, dass ich es gut mache. Das ist schon ein großes Gefühl, wenn man so wirksam arbeiten kann. Da spielt es kaum eine Rolle, dass alles ohne Bezahlung passiert.«

Der Selbsthilfewert: Manchmal versteckt, manchmal sehr präsent, bietet jedes Ehrenamt einen Selbsthilfewert. Vielleicht hilft die Aufgabe aus einer Depression, vielleicht zur Vermeidung von Einsamkeit.

Frau Merx erzählt, damals 58 Jahre

»Das war ein Schock, damals, 1992, als es hieß, die Alten sollen den Jungen nicht die Arbeitsplätze wegnehmen. Ich habe doch nur für meinen Betrieb gelebt. War nie krank, habe immer die unbeliebten Schichten für die Kollegen übernommen. Und plötzlich wollte mich keiner mehr. Da wollte ich auch nicht mehr ... Es war eine schlimme Zeit. Durch Zufall bin ich in mein Ehrenamt gekommen, welches ich bis heute habe. Ich habe wieder eine Aufgabe gehabt, ich wurde gebraucht. Ich kann es mir auch in meinem Alter nicht erlauben, mal krank zu sein. Das ginge gar nicht ohne mich.«

Der Solidaritätswert: Es ist der Nutzen für andere, für die Gemeinschaft, was das unbezahlte, freiwillige Engagement so wertvoll macht für beide Seiten: für den, der es erbringt, und für den, der es erhält.

Herr Drei erzählt, 64 Jahre

»Für unsere Leute im Dorf habe ich das gemacht. Manche alten Leute könnten ja gar nicht mehr raus, wenn wir nicht was organisiert hätten. Das ist in der dörflichen Gemeinschaft seit Jahren gewachsen. Da gebe ich auch mal 100 Euro hin, wenn es nützt. Was ich hier im Ort mache, kommt der Gemeinschaft zugute, aber über unsere Gemeinde hinaus – nein, ohne mich.«

Das historisch eher neue Motiv »Ich habe ein gutes Leben gehabt, ich möchte jetzt etwas zurückgeben« ist ein vollkommen neuer Antrieb für freiwilliges Engagement, den die Generation 60 plus in den demografischen Wandel einbringt. Es ist Ausdruck von Stolz und Souveränität, nicht das traditionelle solidarische »Helfen müssen, weil es sonst keiner macht«.

Im ersten Moment erscheinen drei der Motive wenig edel, sie sind sehr ichbezogen. Das ist aber kein Makel, weil das *Ergebnis* der Tätigkeit eine Wertschätzung verdient. Es lohnt sich, eigene Motive im stillen Kämmerlein ehrlich zu durchdenken. Denn es ist schon ein großer Unterschied, ob man eher einen Nutzen oder eher mehr Anerkennung (Prestige) sucht.

Neben dem Motiv bedarf es noch anderer Überlegungen, ob und wo man ein Ehrenamt übernimmt.

Zwei Kategorien des Ehrenamtes

Es gibt zwei Kategorien, in die sich ehrenamtliche Arbeit einteilen lässt: das integrierte Ehrenamt und das innovative Ehrenamt. Das integrierte Ehrenamt ist geprägt vom Wunsch: »Ich will helfen!« Die Aufgaben sind bereits definiert, und man ist bereit, diese Aufgaben zu übernehmen, z. B. die traditionelle ehrenamtliche Arbeit in Vereinen, sozialen und kulturellen Einrichtungen, Wohlfahrtsverbänden, Seniorenorganisationen und Kirchengemeinden. Wer beispielsweise in der Telefonseelsorge arbeitet, muss sich den dortigen Vorgaben anpassen. Es ist ein stark integriertes Ehrenamt. Der Helfer bleibt anonym und erlangt als Person geringes öffentliches Prestige. Der Solidaritätswert hingegen ist bedeutend.

Das innovative Ehrenamt hingegen ist geprägt vom Wunsch: »Ich will verändern, etwas bewegen!« Diese Kategorie ist geeignet, wenn man durch Kultur, Bildung, Politik o. Ä. für bestimmte Themen sensibilisiert ist und die Initiative ergreifen will. Für dieses Ehrenamt sind Akteure gefragt, die mitbestimmen, Strukturen und Aufgaben erst entwickeln wollen, keine Angst vor Öffentlichkeit haben und bemerkt werden wollen. Eine Aufgabe im Stadtteil-Laden könnte das sein, weil man stark gefordert ist, eigene Ideen und Potenziale einzubringen; Kreativität und Durchsetzungskraft sind gefordert. Wichtig ist es, für sich herauszufinden, ob man eher helfen oder lieber etwas verändern und bewegen will. Passen eigene Erwartungen nicht zu denen des Trägers bzw. der Einrichtung, sind Konflikte und Enttäuschungen auf beiden Seiten vorprogrammiert.

Strukturen für das Ehrenamt

Hat man einen Ort, Verein oder eine Einrichtung gefunden, in der man sich engagieren will, sollten vor Beginn der ehrenamtlichen Arbeit auf jeden Fall wichtige Rahmenbedingungen vereinbart werden. Für ein integriertes Ehrenamt sollten Zeitraum, Zeitumfang, Aufgaben, Einordnung in die Struktur und Arbeitsabläufe geklärt werden. Das innovative Ehrenamt folgt anderen Regeln. Es ist ›unbequem‹. Klare Vorgaben und feste Strukturen verhindern Innovationen geradezu. Diese Ehrenamtlichen brauchen ein förderndes Umfeld, welches sich nicht allgemeingültig definieren lässt. Unabdingbar für jedes Ehrenamt ist jedoch der Versicherungsschutz gegen Unfall und Haftpflicht. Leider ist diese Frage oft nicht geklärt und wird auch von den Ehrenamtlichen nicht eingefordert.

Aufwandsentschädigungen

Ehrenamtlich tätig sein heißt zunächst einmal, unentgeltlich tätig zu sein, da kein Arbeitsrechtsverhältnis vorliegt. Allerdings können für eine Reihe von Tätigkeiten Aufwandsentschädigungen gezahlt werden, da jedes Ehrenamt auch Kosten verursacht. Wer schon ehrenamtlich tätig ist, der weiß das. Das Ehrenamtsstärkungsgesetz unterscheidet zwischen einer Ehrenamtspauschale und einer Übungsleiterpauschale bzw. einem Übungsleiterfreibetrag. Nicht nur, wer sich als Trainer in einem Sportverein engagiert, kann von der Übungsleiterpauschale profitieren. Folgende Aufgaben werden anerkannt: Ausbildungsleiter, Ausbilder, Erzieher, Betreuer oder vergleichbare Tätigkeiten, Pflege alter, kranker oder behinderter Menschen, Tätigkeiten im künstlerischen Bereich. Die Aufgabe wird im Auftrag oder im Dienst einer der folgenden Einrichtungen ausgeführt: öffentlich oder öffentlich-rechtliche Institution, gemeinnütziger Verein oder Kirche. Kann eine solche Pauschale nicht gewährt werden, fragen Sie nach, welche Kosten gegen Vorlage von Belegen Ihnen erstattet werden, z. B. Fahrtkosten oder Sachkosten.

Für viele andere Ehrenämter können keine Kosten erstattet werden, da für die übernommene Aufgabe keinerlei finanziellen Mittel zur Verfügung stehen. Manche Menschen möchten auch kein Geld für ihr Tun. Ich kenne mehrere solcher Beispiele in Potsdam: Café der Herzen – ein Treffpunkt für Pflegeheimbewohner, Trainingsanleitung am Outdoor-Fitnessplatz, Gesundheitswandern, Nachbarschaftshilfe. Auch in vielen Selbsthilfegruppen engagieren sich Männer und Frauen ohne jede finanzielle Entschädigung.

Kostenerstattung ist möglich

Die Übungsleiterpauschale gibt den Betrag an, der pro Jahr steuerlich abgesetzt werden kann und gleichzeitig frei von Sozialabgaben ist. Es sind 2 400 Euro pro Jahr. Auch arbeitslose Menschen und Hartz-IV-Empfänger dürfen pro Monat bis zu 200 Euro dieser Pauschale erhalten, ohne Kürzung ihrer Bezüge.

Vereine sagen Danke

Die Ehrenamtspauschale kann in Anspruch nehmen, wer für gemeinnützige Vereine, kirchliche oder öffentliche Einrichtungen tätig ist, die Art der Tätigkeit ist nicht festgelegt. Hier einige Beispiele für Funktionen/Bereiche: Vereinsvorstand, Schatzmeister, Gerätewart, Platzwart, Schiedsrichter im Amateurbereich, Reinigungsdienst, Transport. Es sind 720 Euro pro Jahr.

Den zeitlichen Umfang vereinbaren

Sollten Sie erstmalig ein Ehrenamt übernehmen, legen Sie vorher zeitliche Grenzen fest. Für sich selbst und gegenüber dem, der Sie braucht. Viel zu oft lassen sich gutmütige Menschen im Ehrenamt ausnutzen. Das ist übrigens keine Angelegenheit von Hauptamtlichen zu Ehrenamtlichen, sondern auch und besonders von Ehrenamtlichen zu Ehrenamtlichen selbst. Eine wahre Geschichte:

Jürgen, 57 Jahre alt. Er wird von einem Verein für ehrenamtliche Seniorenbetreuung im Wohngebiet geworben. Ein paar Stunden in der Woche.	Er tut es.
Er wird kurz danach gefragt, ob er nicht auch im Kreisvorstand mitarbeiten könne. Man brauche so dringend jüngere Leute.	Er tut es.
Er wird gefragt, ob er nicht im Förderverein für die Senioren-Begegnungsstätte mitarbeiten könne, die Einrichtung würde doch in seinem Wohngebiet liegen.	Er tut es.

Das Büro des Vereins zieht um. Man hat keine Leute. Ob er wohl mal helfen könne? Vielleicht auch bei der Renovierung?	Er tut es.
Die neuen ABM für das Büro sind nicht bewilligt. Wenn die Arbeit weitergehen soll, müssen Ehrenamtliche einspringen.	Er tut es.
Ein Sommerfest muss vorbereitet werden. Es sind nicht genug Leute da.	Er tut es.
Die anfangs vereinbarte Aufgabe ist somit längst in den Hintergrund gerutscht. Jürgen bekommt sogar negative Rückmeldungen aus seinem Wohngebiet, weil er sich dort zu wenig kümmert. Burn-out ist vorprogrammiert.	

Neinsagen muss auch im Ehrenamt geübt werden

Im Laufe der Jahre habe ich viele Hundert Ehrenamtliche im Rentenalter kennengelernt. Das Engagement, die Erfahrungen und Belastbarkeit der oft selbst schon über 80-Jährigen beeindrucken mich bis heute. Die Beendigung dieser Tätigkeit oder eines gewählten Vorstandsamtes ist für manche in dem Alter dann doch noch zum Problem geworden. Sie wollten aufhören, konnten aber nicht Nein sagen. Und natürlich hört mancher auch gern Überredungsversuche wie: »Wer soll es denn machen?«, »Wie soll die Arbeit denn weitergehen?«, »Das kannst du doch nicht tun, du kannst uns doch nicht im Stich lassen«, »Du hast eine Verantwortung übernommen, da kannst du jetzt nicht einfach gehen«, »Denk doch mal an die Betreuten, die dich so sehr mögen« usw. Manch einer bleibt dann im Ehrenamt und überfordert sich selbst. Hier ist das Umfeld gefordert, respektvoll und dankbar ein Ehrenamt beenden zu lassen. Wenn dadurch eine Lücke gerissen wird, ist es für den Ehrenamtlichen nachträglich noch einmal eine Bestätigung, dass sein persönlicher Einsatz richtig und wichtig war.

Engagement in Hülle und Fülle

Mit ihrem Seniorentheater begeistern Hartmut, Peter, Susanne, Gertraud und andere seit Jahren. Sie spielen keine bekannten Theaterstücke, sondern eigene Produktionen. Sie bringen sich ein beim Spielen, Schreiben und Improvisieren. Gespielt wird überall da, wo sich eine Bühne findet: in Kitas, in Schulen und auf Kleinkunstbühnen.

Bärbel hat vor zehn Jahren eine Mundharmonika-Gruppe für und mit Senioren aufgebaut. Das Angebot ist äußerst beliebt. Inzwischen braucht die Gruppe einen größeren Raum zum wöchentlichen Üben und ist viele Male im Jahr unterwegs zu Auftritten in Senioreneinrichtungen. Erstaunlich, wie oft Mundharmonikaspieler im Alter 60 plus berichten, dass ihre Großeltern eine Mundharmonika hatten und spielen konnten. In einigen Familien ist diese sogar noch vorhanden.

Edith, Christina und Barbara gehören zu einer Gruppe von 70 Gesundheitsbuddys. Sie bringen Bewegung in die Wohnungen alter Menschen und trainieren mit ihnen Kraft, Koordination und Gleichgewicht. Das erhöht die Lebensqualität und Selbstständigkeit der besuchten Menschen. In einer 50-Stunden-Qualifizierung haben sie sich darauf vorbereitet. Barbara hat es geschafft, mit diesem Training eine bettlägerige 80-jährige Frau so zu mobilisieren, dass sie mit ihrem Ehemann wieder Spaziergänge machen konnte. Edith hat einem Mann mit Parkinson viel Beweglichkeit in den Fingern zurückgebracht. Christina ist es gelungen, einer körperlich schwachen Frau das selbstständige Gehen am Rollator wieder möglich zu machen.

Karin gehört zu den Grünen Damen (und Herren!), die in vielen Krankenhäusern und Pflegeheimen aktiv sind. Grüne Damen und Herren besuchen kranke und alte Menschen am Krankenbett oder im Pflegeheim, wenn keine Angehörigen oder Bekannten zu Besuch kommen können. Sie geben Menschen Hilfestellungen bei der Aufnahme in die jeweiligen Einrichtungen, begleiten sie bei Spaziergängen, lesen vor und erledigen Dinge, die der andere nicht allein bewältigen kann. Mal geht es um das Ausfüllen von Formularen, mal um das Taschepacken für die Fahrt zur Reha, mal um Telefonate oder Buchausleihe. Die Grünen Damen wurden 1969 als Evangelische Krankenhaushilfe gegründet. Ihren Namen haben sie erhalten, da sie seit Beginn grüne Kittel zur Abgrenzung vom Krankenhauspersonal tragen.

Beatrix und Hans-Jürgen haben sich zu Schulmediatoren ausbilden lassen. Sie helfen Schülerinnen und Schülern, in der Schule Konflikte gewaltfrei durch Mediation zu lösen. Sie unterstützen junge Menschen in herausfordernden Lebenssituationen durch fördernde Einzelgespräche und sehen die soziale und interkulturelle Integration als wichtigen Bestandteil ihrer Arbeit.

Klaus ist Seniorenrikscha-Fahrer. Einmal pro Woche bringt er gehbehinderte Senioren mit einer Fahrradriksha ins Grüne. Die Idee der Seniorenrikscha ist noch wenig bekannt, verbreitet sich aber nach und nach deutschlandweit. Der Rikscha-Führerschein ist für ehrenamtliche Fahrer eine wichtige Voraussetzung.

Evelin pflegt mit Leidenschaft den Gemüsegarten eines kleinen gemeinnützigen Vereins, der Gemüse und Blumen anbaut. Seit wenigen Wochen übernimmt sie auch Aufsicht in Kirchen und informiert die Touristen.

Annemarie hat sich im Alter von 76 Jahren auf eine Anzeige im *Tagesspiegel* beworben, als Senior Guide für die Erlebnisausstellung »Dialog mit der Zeit« im Museum für Kommunikation Berlin. Die Bewerber mussten mindestens 70 Jahre alt sein, an einem dreitägigen Auswahlverfahren teilnehmen, danach drei Wochen täglich zur Vorbereitung und zu Fototerminen gehen. Und dann vom 1. April bis 23. August 2015 als Guide durch die Ausstellung führen. Das war eine gewaltige Herausforderung, aber Annemarie sagt: »Ich war überglücklich in der Zeit als Senior Guide. Ich würde mich sofort nochmals bewerben. 16 000 Menschen haben wir durch diese Ausstellung geführt.«

Heidrun hat eine Lernpatenschaft an einer Grundschule übernommen. Einmal pro Woche trifft sie dort auf zwei bis vier Kinder, mit denen sie Lesen übt.

Elke ist Lese-Oma. Sie lädt jeden Samstagvormittag Kinder bis zu zehn Jahren in den Nachbarschaftstreff ein und liest ihnen Geschichten vor.

Brunhilde hat für zwei Vereine die Buchhaltung übernommen. Zahlen waren und sind ihre Leidenschaft, und beide Vereine sind dankbar für die kompetente Unterstützung.

Amelie, Dagmar und Werner fahren 1 x pro Woche Bewohner eines Pflegeheims mit dem Rollstuhl im Park spazieren.

Die Idee »Leih-Oma« oder »Leih-Opa« wird vor allem von jungen Eltern geschätzt, die keine eigenen Großeltern in der Nähe haben. Sie verbringen einige Stunden pro Woche mit dem Kind, beispielsweise um in den Zoo zu gehen, Plätzchen zu backen, zu basteln und vieles mehr. Peter und Carmen sind sogar für zwei Kinder aus zwei Familien Leih-Großeltern geworden, acht und zwölf Jahre alt. Das Hobby Schwimmen hat sie zufällig zusammengebracht. Peter hat im Berufsleben Schwimmer trainiert und genießt es jetzt, seine Erfahrungen auch im Alter von 72 Jahren noch weitergeben zu können.

Helga war Trainerin bei Leistungssportlern, Rudern. Jetzt bietet sie im Nachbarschaftstreff Gymnastik nach Feierabend an. Sie ist 80 Jahre alt und körperlich topfit.

Rita, Angelika und Erika haben sich zu Rollator-Tanzlehrerinnen qualifiziert. Sie bieten regelmäßig Rollator-Tanztreffs an.

Jochen engagierte sich viele Jahre im Senior-Experten-Service. Der SES ist eine der größten Ehrenamtsorganisationen für Fach- und Führungskräfte im Ruhestand. Frauen und Männer können sich registrieren, die ehrenamtlich ihr Berufs- und Erfahrungswissen weltweit einbringen wollen. Über 12 000 Expertinnen und Experten haben seit 1983 über 50 000 Einsätze in 160 Ländern durchgeführt. Alle Voraussetzungen und Einsatzmöglichkeiten sind auf der Website *www.ses-bonn.de* dargestellt.

Inzwischen setzt sich Jochen als VerA-Ausbildungsbegleiter speziell für junge ausländische Azubis ein. VerA steht für

»Verhinderung von Ausbildungsabbrüchen« und ist eine Initiative des Senior-Experten-Service. Profis im Ruhestand helfen Auszubildenden beim Lernen, Organisieren und bei Vertragsabschlüssen. Mehr Informationen gibt es auf der Website *www.vera.ses-bonn.de.*

Heinz leitet seit elf Jahren ehrenamtlich den Seniorentreff in seiner Stadt. Er organisiert alles, von Veranstaltungen bis Reisen, vom Kaffeekochen bis zur Renovierung der Räume, vom Spendensammeln bis zur Steuererklärung. Organisieren war sein Lebensinhalt. Er hat es nie verlernt.

Das will ich auch – aber wo finde ich solche Angebote?
Fragen Sie nach

- in Ihrer Kommunalverwaltung
- im Seniorenbeirat
- in Selbsthilfezentren
- in Ehrenamtsagenturen
- bei Vereinen
- bei Wohlfahrtsverbänden

Suchen Sie im Internet mit Stichwörtern Ihres Interesses, findet sich vielleicht gleich im Nachbarort ein Angebot. Oder Sie machen es wie Bärbel und bauen einfach selbst eine Gruppe auf.

Die hier aufgeführte Palette an Möglichkeiten soll Ihnen zeigen, dass jeder in einem Ehrenamt tätig sein kann. Allein Ihre Fähigkeiten und Ihre Interessen sind ausschlaggebend. Finden Sie einmal den richtigen Platz für sich, wollen Sie nie wieder aufhören! »Ich brauche eine sinnvolle Aufgabe, um glücklich zu sein«, sagt Heinz noch mit 85 Jahren.

Mini-Selbstständigkeit im Rentenalter

Der Arbeitsplatz war für viele Menschen zeitlebens der Ort des Dazugehörens, des Ansehens, der Kommunikation. Mit dem Beginn der Rente bricht dieser Ort von einem Tag auf den anderen weg. Der Gedanke, im Rentenalter eine berufliche Mini-Selbstständigkeit aufzubauen, die den eigenen Fähigkeiten und Neigungen in besonderem Maße entspricht, ist vielen noch fremd. Mini-Selbstständigkeit heißt nicht Minijob, sondern wirklich die Anmeldung eines Gewerbes oder einer Honorartätigkeit beim Finanzamt, auch im Rentenalter.

Den Begriff Mini-Selbstständigkeit beziehe ich nicht darauf, dass nur minimale Leistungen erbracht werden. Der Begriff drückt aus, dass es eine Selbstständigkeit sein sollte ohne große Investitionen und auf jeden Fall ohne Kreditaufnahme. Besonders geeignet sind deshalb alle Formen von Angeboten und Dienstleistungen, die eng mit dem eigenen Berufswissen und der Lebenserfahrung verbunden sind. Handwerker, Erzieher, Lehrer, Pflegekräfte, Buchhalter, Verkäufer haben ihr Können und die Freude an ihrem Tun ja nicht plötzlich verloren, nur weil sie Rente beziehen. Menschen wollen raus aus dem heute oft extrem stressigen Arbeitsprozess, sie wollen nicht wirklich raus aus sinnvoller Tätigkeit in Gemeinschaft.

Die rechtlichen Schritte in die Selbstständigkeit lassen sich hier nicht ausreichend darstellen, da jede Idee individuell geprüft werden muss. Ob Sie eine Berufshaftpflichtversicherung brauchen, ob Sie Umsatzsteuer zahlen müssen, wie Sie Verträge und Rechnungen schreiben, das alles lernt sich schnell. Eine (in der Regel kostenlose) Beratung bei der In-

Erst 4 Prozent, aber es werden mehr
Das sagt die Statistik: Laut einer DIW-Statistik waren im Jahr 2011 rund 760.000 Rentnerinnen und Rentner erwerbstätig, von etwa 20 Millionen insgesamt. Davon ist die Hälfte selbstständig oder mithelfende/r Familienangehörige/r. Erwerbstätige Rentner gehören dabei nicht automatisch zu »den armen Alten«, die aufgrund ökonomischer Not noch im Alter einer Tätigkeit nachgehen müssen. Im Schnitt sind die arbeitenden Alten zufriedener als ihre nicht erwerbstätigen Altersgenossen; das gilt sowohl für die Gesundheit, das Einkommen als auch für das Leben allgemein. (13)

dustrie- und Handelskammer, bei der Handwerkskammer und/oder beim Finanzamt sollte auf jeden Fall genutzt werden. Wer die reguläre Altersrente erreicht hat, darf so viel dazuverdienen, wie er will, ohne Rentenabschläge befürchten zu müssen. Dabei spielt es keine Rolle, ob er als Arbeitnehmer eine Vollzeitstelle, eine Teilzeitstelle, einen Minijob oder eine berufliche Selbstständigkeit ausübt. Erwerbstätige, die eine Rente schon *vor* der regulären Altersrente beziehen, müssen in jedem Fall Hinzuverdienstgrenzen kennen und beachten, um nicht plötzlich von einer Rentenkürzung eingeholt zu werden.

Zu prüfen ist außerdem, ob und in welcher Höhe Beiträge zur Krankenversicherung zu zahlen sind. An der Stelle müssen Sie klären, ob Sie in der gesetzlichen Krankenversicherung der Rentner bleiben können oder wie Selbstständige eingruppiert werden. Das macht in der Beitragshöhe einen großen Unterschied. Und selbstverständlich muss Erwerbseinkommen ggf. auch versteuert werden. Der Weg in eine Selbstständigkeit ist leichter als gedacht und auch nicht teuer. Eine Gewerbeanmeldung kostet zum Beispiel je nach Region ca. 25 Euro. Mit dem monatlichen Renteneinkommen im Hintergrund sind Sie in der Gründungsphase sogar finanziell besser abgesichert als ein junger Gründer, der von der Selbstständigkeit seinen Lebensunterhalt finanzieren muss.

Warum nicht neue Freunde suchen?

Es gibt Freundschaften, die von der Jugend bis ins Alter halten. Selbstverständlich ist das jedoch nicht. Viele Kontakte werden nur aus Gewohnheit weiter gepflegt. Neue Freundschaften aufzubauen ist zwar ein oft geäußerter Wunsch, lässt sich mit zunehmendem Alter nur nicht so einfach erfüllen. Auf Anfrage eines Frauenjournals erfragte ich in meinem Umfeld die Bereitschaft, über eine neue Freundschaft zu erzählen, die erst im Alter entstanden ist. Große Zurückhaltung. Nicht aus Scheu vor der Reportage, nein, man wagte nicht, die neuen Bekanntschaften im Alter als Freundinnen zu bezeichnen. Freund oder Freundin sei ein großer Begriff, verbunden mit Erinnerungen und geteilten Geheimnissen. Das wären die neuen Bekanntschaften nicht. Man mag sich, man unternimmt etwas gemeinsam, aber die tiefe Nähe und Verbundenheit früherer Freundschaften würde nicht entstehen. Frau Klaus erzählte, sie würde aus ihrer Sicht Frau Grander als ihre Freundin sehen, ist sich aber nicht sicher, ob Frau Grander es genauso empfindet. Deshalb will sie öffentlich lieber nicht darüber sprechen. Interessant ist auch der kleine Konflikt, den Frau Sparta mir schildert. Sie lebt im Betreuten Wohnen, ist dort aktiv und bei vielen sehr beliebt. Sie hat zwar dort eine Freundin gefunden, aus ihrer Sicht eine gute Freundin. Das möchte sie nun nicht öffentlich machen, da andere Mitbewohner ihr das wahrscheinlich übel nehmen, da sie sich ebenfalls mit ihr befreundet fühlen.

Oder kennen Sie eher solche Bemerkungen: Annegret ist 72 Jahre alt, jammert, dass sie keine Freunde hat, nicht weiß, wo sie mal hingehen kann. Die Nachbarin schlägt ihr dann einen Besuch in einer Seniorenbegegnungsstätte vor, dort treffen sich Frauen und Männer im Rentenalter. Annegret wehrt brüskiert ab: »Da gehen doch nur Alte hin.« Oder Hans-Peter: Er beschwert sich nach einer Reise mit ebendiesem Satz: »Da waren ja nur lauter Alte im Bus.« Er ist aber auch schon 78 Jahre alt. Es ist der Satz, der bewusst macht, dass Selbstbild und Fremdbild nicht immer übereinstimmen. Das eigene Altern nimmt kaum jemand von sich selbst so wahr, wie andere es wahrnehmen. Sollten Sie auch einmal einen solchen Gedanken haben, da nicht hinzugehen, weil …, dann denken Sie an Annegret und Hans-Peter.

Keine Freundschaft mehr zu haben, die dem inneren Werteverständnis entspricht, bedeutet nicht automatisch soziale Isolation. Mit Menschen in Kontakt zu treten, sich den normalen Konflikten des Zusammenseins auszusetzen und diese Alltagskonflikte als normales Leben anzuerkennen, ist schon viel wert.

Kontakt zu fremden Menschen aufzunehmen wird im Rentenalter aber tatsächlich schwieriger. Jahrelange Berufskontakte enden plötzlich, mal gewollt, mal ungewollt. Umzug, Wegzug, Veränderung der Lebensverhältnisse, chronische Krankheiten, auch Schwerhörigkeit, gehören zum Altwerden und erfordern eine gewisse Anstrengung und Selbstsicherheit für Aufbau und Pflege sozialer Kontakte. Frau Preschel und Frau Berner hatten eine jahrzehntelange, intensive Freundschaft, die im Rentenalter nach und nach erlischt, weil beide extrem unterschiedliche Alterseinkünfte haben. Frau Berner ist finanziell gut versorgt und will ihr Alter genießen. Kulturveranstaltungen, wöchentliche Restaurantbesuche, viele Reisen gehören dazu. Gern auch im Luxussegment. Frau Preschel kann sich das alles nicht mehr leisten und erzählt: »Sie will mich dann immer einladen, sie hätte doch genug Geld, es würde ihr gar nichts ausmachen, für mich mit zu bezahlen. Hauptsache, wir wären zusammen. Aber ich halte das nicht aus. Ich kann das nicht annehmen, fühle mich dabei so unwohl. Nun suche ich immer nach Ausreden, schiebe manchmal sogar eine Krankheit vor. Ich bin richtig froh, wenn sie wieder ein paar Wochen verreist ist.«

Ein anderes Problem schildert Roswitha. Sie ist im Alter von 68 Jahren von Bayern nach Potsdam gezogen, in das Haus ihres Schwiegersohnes. Sie hat dafür Lebensfreundschaften und ihr soziales Umfeld aufgegeben. Die stille Hoffnung, in den Familienalltag integriert zu werden, viel Zeit mit den Enkeln verbringen zu können, der Tochter zu helfen, erfüllt sich nicht. Es schleicht sich schnell das Gefühl ein, den gewohnten Familienalltag eher zu stören. Und die Tochter sagt immer öfter: »Such dir doch neue Bekannte, geh doch mal in die Seniorentreffs, unternimm etwas.« Leichter gesagt als getan, denkt Roswitha. In den Treffpunkten kennen sich alle schon, sie hat nicht das Gefühl, willkommen zu sein. Sie nimmt an einer Reise teil, aber auch dort bleibt sie allein. Sie wird immer unsicherer und erwartet, dass andere sie ansprechen, andere sie einbeziehen, ihr Signale senden, dass man sie kennenlernen will. Diese Erwartung erfüllt sich selten. Auf andere aktiv zugehen muss im Alter von vielen Menschen neu gelernt werden. Die Angst, abgelehnt oder nicht gemocht zu werden, darf man nicht zu groß werden lassen, sonst rutscht man schneller in die soziale Isolation, als man denkt.

Paul macht es richtig. Er ist im Alter von 93 Jahren aus Thüringen nach Potsdam gezogen. Die Stadt hat er in kurzer Zeit erkundet. Wo es ihm gefällt, geht er wieder hin. Er ist der älteste Besucher im Treffpunkt. Seine Biografie hat er aufgeschrieben, und immer mal wieder liest er anderen daraus vor. Sein Humor und seine Sicht aufs Leben werden von anderen sehr geschätzt, er ist beliebt und anerkannt. Seine bewusst gesuchten und gepflegten sozialen Kontakte halten seine Seele jung.

Kommunikation mit anderen Menschen fordert dem Gehirn mehr ab, als wir ahnen. Soziale Beziehungen umfassen eine breite Palette an Hirnfunktionen, wodurch die Lebensdauer von Hirnzellen und deren Vernetzung (Synapsen) vor allem im Frontalhirn nachweislich verbessert werden. Was wiederum unserem Gedächtnis hilft. Soziale Isolation gehört zu den großen Risikofaktoren für ein gesundes und glückliches Altern und ist ein anerkannter hoher Risikofaktor für das Nachlassen der Hirnleistung, was Alternsforscher vom Max-Planck-Institut für Bildungsforschung in Berlin zeigen. (14)

Noch ein Gedanke zur oft genannten Vereinsamung im Alter. Einsamkeit hat nichts damit zu tun, ob man ganz allein oder mit vielen Menschen zusammenlebt oder seine Freizeit verbringt. »Einsamkeit entsteht, wenn man keinen Menschen mehr hat, mit dem man seine Erinnerungen teilen kann.« Diese Aussage kann ich nach den vielen, vielen Begegnungen mit Menschen im höchsten Lebensalter nur bestätigen. Leider habe ich vergessen, welch kluger Mensch diesen Satz einmal aufgeschrieben hat.

Frau M. und Frau T. haben einen eher ungewöhnlichen Weg gefunden, um miteinander Erinnerungen auszutauschen. Es ist eine Telefonfreundschaft. Frau M. wohnt in Baden-Württemberg und Frau T. in Potsdam. Frau M. bat mich um einen Kontakt in Potsdam. Sie lebte bis 1945 in Potsdam und würde so gern mit jemandem Erinnerungen austauschen, der damals auch in Potsdam gelebt hat und vielleicht noch in dieser Stadt wohnt. Ich kenne Frau T., und sie hat ihrerseits auch Interesse an diesem Kontakt. Seit zwei Jahren telefonieren sie regelmäßig und genießen es beide. Keine der beiden Frauen hat das Bedürfnis, sich zu besuchen. Die Gespräche stellen ausreichend Nähe für gemeinsame Erinnerungen her.

Wenig glücklich ist hingegen eine körperlich und geistig mobile Frau im Alter von 104 Jahren. Wir haben sie zur Porträt-Ausstellung des Fotografen Karsten Thormaehlen »Mit hundert hat man noch Träume« eingeladen. Sie selbst ist porträtiert. Ihre Antwort: »Nein, ich komme nicht mehr zu solchen Veranstaltungen. Ich werde nur vorgeführt. Dann gibt es ein Foto für die Presse. Dann bin ich uninteressant. Für mich interessiert sich doch keiner mehr wirklich. Dabei habe ich solche Sehnsucht nach Menschen, mit denen ich reden kann.« Das ist Einsamkeit.

Es liegt nun an uns im jungen Alter von 60 plus, neue Kontakte zu suchen und zu pflegen, um in 20, 30 oder 40 Jahren

Menschen zu haben, mit denen wir dann unsere Erinnerungen teilen können. Mit unseren Kindern und Enkelkindern gelingt das nicht. Sie kennen das doch selbst: »… ach Mutter, das hast du doch schon hundertmal erzählt.« Wir haben es genauso unseren Eltern und Großeltern gesagt, nun sagen es unsere Kinder zu uns.

Warum nicht einfach nur Großeltern sein?

Erinnerungen an unsere Großeltern haben wir wohl alle. Manchmal lebte nur noch eine Oma oder ein Opa statt heute jeweils zwei. Manchmal erlebten sie nur unsere frühe Kindheit, bevor sie starben. (Noch im 17. Jahrhundert sollen sogar nur 10 Prozent der Menschen das Großelternalter erreicht haben.) Wenn heute aus Eltern Großeltern werden, sind sie in der Regel im mittleren Erwachsenenalter, sind fit und viele noch berufstätig. Großelternschaft kann heute mehr als ein Drittel des Gesamtlebens ausmachen und wird so zum längsten Lebensabschnitt überhaupt. Viele Großmütter und Großväter unserer Generation können ihre Enkelkinder von der Geburt bis ins Erwachsenenalter erleben und begleiten. Im Pflegeheim habe ich bereits Enkel als Besucher kennengelernt, die waren selbst schon über 50 Jahre alt! Auch Urgroßelternschaft ist heute keine Seltenheit mehr. Mein erstes Enkelkind wurde geboren, als ich 45 Jahre alt war. Selbstbewusst verkündete ich meine Botschaft: »Ich will so lange leben, bis mein Enkel Opa ist.« Das war nicht als Scherz gemeint. Da ich mit 45 Oma wurde, kann mein Enkel auch mit 45 Opa werden. Dann bin ich gerade mal 90 Jahre alt. Ist doch kein Alter! Ururoma zu werden ist nur eines meiner Ziele.

Erkenntnisse einer Großelternstudie

Über die Großelternschaft gibt es viel zu berichten. Vielleicht erkennen Sie sich in den folgenden Ergebnissen unserer anonymen schriftlichen Großelternbefragung wieder. 600 Fragebögen wurden beantwortet. Diese Studie ist aus dem Jahr 1998. Ich bin selbst überrascht, wie viele der Ergebnisse bis heute an Aktualität nichts verloren haben. Veraltete Zahlen und Fakten werden nicht mehr dargestellt. (15)

Heutige Großeltern habe andere Rollen als frühere Generationen. Es sind überwiegend Liebesbeziehungen zu den Enkeln geworden. Nicht selten teilen sich viele Großmütter und Großväter wenige Enkelkinder. Das bedeutet, Großeltern müssen stärker als je zuvor um die Zuneigung und Aufmerksamkeit der Enkelkinder kämpfen. Früher war es genau andersherum. Hatten vor 50 Jahren fünf Enkelkinder vielleicht noch eine Oma, haben heute in einigen Familien fünf Großeltern (denken Sie an Patchworkfamilien) nur ein Enkelkind! Fast alle Großeltern bestätigen, dass sie gern Oma und Opa geworden sind. Helene erzählt: »Ich gehe gern zur Arbeit, aber mit Ankunft des ersten Enkelkindes war ich manchmal richtig böse auf meinen Job, da ich zu wenig Zeit hatte, mich um es zu kümmern. Inzwischen ist aber alles besser organisiert.« Offenbar erfahren Großeltern in dieser neuen Rolle eine neue Form von Wertschätzung. Vielleicht sogar eine größere, als ihnen durch die eigenen Kinder vermittelt wurde oder wird.

Mit der neuen Rolle verändert sich auch noch einmal die Paarbeziehung zwischen den Großeltern. Denn die Vorstellungen von Art und Umfang des Oma/Opa-Seins sind nicht immer deckungsgleich. Bemerkungen wie »Manchmal übertreibt sie es« oder »Er passt schon auf, dass er nicht zu kurz kommt« lassen kleine Konflikte ahnen, die vielleicht an die

»Sie halten mich fit«
Antworten auf die Frage »Warum sind Sie gern Groß-
mutter/Großvater?«
Meine Enkelkinder sind ein Teil von mir. Abwechslung,
Spaß, Bereicherung, Genuss ohne Reue, Stolz. Man
bleibt fit und jung. Enkelkinder sind das Schönste im Leben. Ich werde gebraucht. Ich kann mein Wissen weitergeben. Ich darf helfen.

Humor erwünscht
Antworten auf die Frage »Was schätzen meine Enkelkinder am meisten an mir?«
Selbsteinschätzungen der Großeltern: Humor, Lachen,
meine Ausgeglichenheit, meine Zuverlässigkeit, meine
Lebenserfahrung, die Freiheiten, die sie bei mir haben,
meine Vielseitigkeit, dass ich noch an so vielen Dingen
teilnehme, meine Kochkünste, meine Hilfe, meinen Mut,
dass ich gut zuhören kann.

Zeit der ersten Elternschaft erinnern. Stolz auf den Partner
zeigen Aussagen wie »Er würde für sein Enkelkind alles ermöglichen, bringt ihm viel bei, Roller und Fahrrad pflegen,
Umgang mit Tieren, Einklang des Lebens mit der Natur«.

Erstaunlich viele Großeltern, nämlich 42 Prozent der von
uns befragten, haben trotz der heutigen beruflichen Mobilität der Eltern Enkel in ihrer Nähe wohnen, wenn auch nicht
immer alle, aber mindestens eines der Enkelkinder. Diese
Aussage gilt tatsächlich bis heute! Trotz der stark erhöhten
Mobilität seit 1998.

Patchwork-Enkel

»Angeheiratete« Enkelkinder werden zunehmend zur Normalität. Trennung und Wiederverheiratung sind inzwischen in beiden Generationen nicht ungewöhnlich, weder bei den Eltern noch bei den Großeltern. Enkel werden hinzugewonnen oder auch verloren. Verlorene Enkel lösen erwartungsgemäß vor allem bei denjenigen Großeltern große Trauer aus, die vorher eine enge Beziehung zum Enkel hatten. Dazugewonnene Enkel werden in der Regel geliebt und verwöhnt wie »leibliche« Enkel, was auch die Eltern bestätigen.

Was nicht bedeutet, dass der persönliche Kontakt in den Augen der Großeltern immer ausreichend ist. Viele wünschen sich, mehr Zeit mit ihren Enkeln verbringen zu können. Haben aber mehrheitlich eine Komm-Erwartung an die Enkel, statt selbst die Initiative zu ergreifen. Vielleicht liegt darin eine gewisse Scheu, aufdringlich zu wirken.

Mit der Qualität der Beziehung sind Großeltern mehrheitlich sehr zufrieden. Am häufigsten und liebsten mögen Oma und Opa das gemeinsame Spielen, Erzählen, Spazierengehen und Zoo, Schwimmhalle und anderes zu besuchen. Unrealistische Wünsche offenbaren die Großeltern damit nicht. Erwartungsgemäß wird bedauert, dass der Kontakt zu den Enkeln abnimmt, wenn diese ins Jugendalter kommen. Ein heikles Thema ist die Frage, ob es einen Liebling unter den Enkelkindern gibt. Immerhin haben 40 Prozent das in der anonymen Befragung zugegeben. Ein Großvater schrieb: »Natürlich habe ich einen von den Großen lieber, aber ich behandle alle gleich. Keiner wird bevorzugt, das gibt es bei uns nicht.« Andere nannten Gründe wie »Das Enkelkind braucht besondere Unterstützung in der Schule, die wir ihm geben können«, »Es war der erste Junge, wir hatten sonst nur Mädchen«, »Es besucht uns jeden Tag und telefoniert auch noch«.

Wenn die Eltern das wüssten!

Aus Beobachtungen und Gesprächen mit Eltern wissen wir, dass diese nicht immer einverstanden sind mit dem, was Enkelkinder bei den Großeltern tun und lassen dürfen. Besonders bei den Sieben- bis Zwölfjährigen kommt es zu Normverschiebungen zwischen Eltern und Großeltern. Zwei wesentliche Bereiche fallen auf: länger aufbleiben/länger fernsehen und Dinge im Zusammenhang mit dem Essen, was, wann, wo und wie gegessen wird. Das längere Aufbleiben darf man auch ein wenig als Eigennutz der Großeltern deuten. Sie genießen offensichtlich quer durch alle Enkel-Altersgruppen die Gemütlichkeit des Zusammensitzens und gemeinsamen Fernsehens. Dinge, die im Zusammenhang mit dem Essen stehen, sind häufig Wunschessen und geduldetes Übertreten elterlicher Tischsitten. Manchmal beklagen Eltern, dass die Kinder bei den Großeltern tun und lassen dürfen, was sie wollen, dass die Körperpflege, vor allem Zähneputzen, nicht den elterlichen Standards gerecht wird, oder dass sie Dinge tun dürfen, die ihnen die Eltern noch verbieten.

Oma Traudl antwortet auf die Frage nach den Ausnahmen: »Das wird nicht verraten«, worin sich auch eine sehr liebevolle und innige Verbundenheit zum Enkel ausdrückt. Bei Oma Claudia gab es zum Abendessen Nutella für den dreijährigen Patrick, weil er partout nichts anderes wollte und lautstark heulte. Die große Schwester von Patrick ermahnte ihre Oma altklug: »Abends gibt es kein Nutella, nur morgens.« Oma Claudia hat eine sehr gute Antwort gegeben, ohne die Autorität der Eltern infrage zu stellen. »Das ist richtig – wenn ihr immer bei uns wohnen würdet, dürftet ihr bei uns auch nicht so oft Nutella essen, das wäre nicht gesund. Aber wenn man mal zu Besuch ist, darf man auch mal eine Ausnahme machen, davon wird man nicht krank.« Die große Schwester hat das natürlich zu Hause gepetzt, und die jungen Eltern waren verärgert. Opa Klaus hat seine Tochter später beruhigt mit den Worten: »Großeltern dürfen verwöhnen, und Eltern müssen erziehen. Denke an deine Oma und die beiden Opas. Dich haben sie auch verwöhnt, was uns als Eltern überhaupt nicht gefiel. Aber du bist trotzdem ein guter Mensch geworden und liebst deine Großeltern doch genau dafür. Du wolltest nicht, dass sie dich erziehen.«

Vielleicht fühlen sich Eltern in ihrer Autorität und Erziehungssouveränität infrage gestellt. Das sollten Großeltern bedenken und die Eltern niemals vor den Enkeln kritisieren oder deren Erziehungsnormen herabwürdigen. Ganz nebenbei bemerkt ein Satz zum Oma-Dasein um 1800: »Die übergroße Liebe als Kennzeichen der Großmutter führte auch zur Kritik, dass sie die Enkel ›verziehe‹.« (16)

»Oma schenkt mir oft ein bisschen Geld«

Haben Sie eine Vorstellung, wie viel Geld Sie im Jahr für Ihre Enkel ausgeben? Denken Sie nicht nur an Geldgeschenke zu besonderen Anlässen, sondern auch an die vielen Kleinigkeiten des Alltags, wie Kinokarten, Schwimmbadbesuche, Fahrkarten, Süßigkeiten und so weiter. Pi mal Daumen sind es 10 Prozent des jährlichen Großeltern-Haushaltseinkommens. Das ist fast ein Monatseinkommen! Dabei ist es unerheblich, wie hoch oder gering dieses Einkommen ist, es ist ebenso unabhängig davon, wie viele Enkelkinder diese Großeltern haben. Ist nur ein Enkelkind da, bekommt dieses eine Enkelkind diese 10 Prozent. Sind viele Enkelkinder da, müssen diese 10 Prozent für alle reichen. Bei einem hohen Großeltern-Einkommen entsprechen diese 10 Prozent natürlich einem anderen Betrag als bei einer Grundsicherung.

Probleme können entstehen, wenn Großeltern bei den Geschenken mit den Eltern konkurrieren. Erfahrungsgemäß wollen Eltern das jeweils besondere Geschenk überreichen. Das ist ihr Recht und darf ihnen nicht genommen werden. Hier müssen sich Großeltern strikt zurückhalten, auch wenn sie andere Vorstellungen vom Schenken haben. Ein schwer lösbares Problem entsteht, wenn sich zwischen den jeweiligen Großeltern mütterlicherseits und väterlicherseits eine Konkurrenz um das größte Geschenk aufbaut. In 9 Prozent der befragten Familien war das ein Thema. Oft helfen in diesen Fällen auch keine klärenden Gespräche. In dem Fall rate ich den Großeltern mit den geringeren finanziellen Möglichkeiten, dieses Thema auf keinen Fall mit oder vor den Enkeln zu thematisieren. Vertrauen Sie darauf, dass Ihre kleinen Enkelkinder viele Jahre Ihre Geschenke nicht zuerst nach materiellem Wert beurteilen. Da kann ein banales Plakat mit einem Tierfoto genauso begehrt sein wie ein teures Spiel. Sicher ändert sich das beim Heranwachsen. Ihre Enkel werden bei einer neuen Playstation mehr jubeln als bei einem neuen Brettspiel. Das ist normal. Aber das Jubeln bezieht sich auf die geschenkte Sache, nicht auf die schenkenden Großeltern. Vergessen Sie das nicht. Beide Großelternseiten müssen in solchen Situationen Persönlichkeit zeigen und dürfen sich gegenüber den Enkeln nicht gegenseitig abwerten. Enkel wollen beide Seiten lieben dürfen, sie wollen sich nicht entscheiden müssen, wen sie mehr lieben.

Gehören Sie zu den Großeltern, die nicht so große Geschenke machen können oder wollen? Dann könnte Sie interessieren, worüber sich Enkelkinder bei ihren Eltern über die Großeltern beklagen:

- Viel oder wenig Geld spielt dabei überhaupt keine Rolle.
- Altmodischer Lebensstil auf Platz 1,
- gefolgt von Verhalten,
- dann kommen Meckern, Ermahnen, Erziehen,
- danach Überbehütung.
- Seltener werden genannt: ungerecht sein, Wünsche versagen, Krankheiten.

Wie sehen Jugendliche ihre Großeltern?

Kaum ist man Oma oder Opa geworden und hat seine veränderte Rolle gegenüber seinen erwachsenen Kindern neu gelernt, steht der nächste Rollenwechsel schon wieder vor der Tür. Das geliebte Enkelkind ist groß geworden. Umarmungen und Küsschen werden seltener, in der Öffentlichkeit vehement abgewehrt. Gab es bis vor Kurzem noch den sehnsüchtigen Wunsch, die Ferien oder Wochenenden ohne Eltern bei den Großeltern zu verbringen, spüren wir den Rückzug. Freunde werden im Leben der jugendlichen Enkel wichtiger und somit ungewollt zu Konkurrenten für Oma und Opa.

Wir sind gut beraten, wenn wir diesen Wandel vorwurfsfrei zur Kenntnis nehmen. Wir selbst waren nicht anders, unsere Kinder waren nicht anders – und unsere Enkel brauchen diesen Freiraum ebenso. Loslassen, ohne fallen zu lassen, vertieft die Bindung. Fast immer berichten Großeltern, dass die Enkel nach wenigen Jahren von sich aus den Kontakt wieder intensivieren. Viele jugendliche Enkel erzählen ohnehin sehr liebevoll von ihren Großeltern, von schönen Erinnerungen an gemeinsam Erlebtes, von Geheimnissen, die man gemeinsam vor den Eltern hüten musste. Nur schade, dass wir Großeltern davon oft nichts wissen! Es würde uns guttun.

Loslassen müssen wir auch an einer anderen Stelle lernen: Großeltern lieben es, ihren Enkeln etwas beibringen zu können. Sei es Kuchenbacken, Moped reparieren, Gartenarbeit, Stricken, Wissen weitergeben usw. Wir sind so voll mit Lebenserfahrung und meinen, dass Jüngere davon natürlich profitieren wollen. Leider nein. »Oma nervt, die will mich ständig belehren«, sagt ein 15-Jähriger zu seiner Mutter, die nicht versteht, warum ihr Sohn plötzlich nicht mehr zur Oma will. Und die Oma versteht nicht, was daran schlecht sein soll, dem Enkel ihre Erfahrungen zu vermitteln. Aber Erfahrungen kann man nicht lehren, Erfahrungen kann man nur machen. Gerade Jugendliche wollen und müssen ihre eigenen Erfahrungen machen, wollen Fehler machen *dürfen* und aus ihren Fehlern lernen. Großeltern werden zur Stütze, wenn sie zum Ausprobieren ermuntern und im Falle des Scheiterns helfen. Ohne den Vorwurf »Ich habe es doch gleich gesagt«. Die Botschaft »Probiere es aus und trau dich, zu mir zu kommen, wenn es schiefgeht« hilft hier wesentlich weiter.

Großeltern dürfen und sollen auch ganz selbstverständlich Forderungen an die Herangewachsenen stellen. Mal eine Besorgung übernehmen oder mal Fensterputzen sollte Normalität sein.

Wie sehen Eltern die Großeltern?

Die jungen Eltern bewerten die Beziehung zu ihren Eltern, also den Großeltern, deutlich kritischer, als die Großeltern es aus ihrer Sicht wahrnehmen. Von den (nur 45) befragten Eltern gaben 91 Prozent spontan zur Antwort, dass sie

Großeltern als Belastung empfinden. Obwohl von ihnen 65 Prozent die Beziehung als gut einschätzen und 56 Prozent zugeben, viel Hilfe zu erhalten. Interessant sind die benannten Gründe für die empfundene Belastung:

- Sie spüren die Ablehnung der Großeltern, was ihre Elternrolle betrifft,
- die Großeltern mischen sich in Erziehungsangelegenheiten ein,
- geben gut gemeinte Ratschläge,
- wollen immer besucht werden,
- Neugierde,
- das Reden über Familienangelegenheiten mit anderen Personen,
- die (Groß-)Eltern nerven,
- Betonung der Vergangenheit gegenüber der Gegenwart.

Sicher behagt es keinem Leser, diese Antworten zur Kenntnis zu nehmen. Sehen die eigenen Kinder mich genauso kritisch? Nerve ich sie? Das muss uns durch den Kopf gehen. Ob unsere Kinder uns beim Nachfragen ehrlich antworten würden, bleibt uns verborgen. Nehmen wir es als gegeben hin. Widersprüche gehören zum Leben. Und nicht jedes Problem muss auf die Tagesordnung geholt werden. Die Großelternrolle ist eine Wiederholung der Mutter-/Vaterrolle bezüglich Pflege, Betreuung, Spielen, Erziehen, Lernen lehren. Es ist nun der zweite Versuch, bei dem man alles besser machen will. Wen wundert es dann noch, dass wir Großeltern nerven!

Im ehrlichen Rückblick auf unsere Zeit als junge Eltern kommen uns manche dieser kritischen Äußerungen bekannt vor. Darüber erzählt Oma Christine: »Ich war jung. Ich war gerade Mutter geworden. Ich war unsicher in dieser neuen

Rolle. In einer Wohnung zusammen mit Schwiegermutter (Oma) und Schwiegeroma (Uroma) fühlte ich mich ständig beobachtet, immer bewertet, eigentlich auch immer kritisiert und bevormundet. Eine Szene habe ich noch sehr deutlich in Erinnerung: Ich bade mein Baby, Oma und Uroma sitzen daneben und geben ihre Kommentare ab. Wir haben das früher so und so gemacht ... Ich bade stumm meinen kleinen Liebling und bin total genervt. Schließlich habe ich Vorbereitungskurse besucht und wurde auch in der Mütterberatungsstelle angeleitet. Was soll ich da mit dem alten Kram von früher. So fühlte ich damals. Heute erzähle ich meiner Tochter auch gern, wie ich es früher gemacht habe, meine das überhaupt nicht kritisch. Sie mag es aber nicht sonderlich. Ich will doch nur teilhaben, und meine Schwiegermutter und Schwiegeroma wollten das damals sicher auch nur.«

Warum nicht in einer Senioren-WG leben?

Leben in einer Wohngemeinschaft ist für zunehmend mehr 60-Jährige gut vorstellbar. Erinnerungen an die Jugend werden wach, und einige Spielfilme wecken Neugier auf das gemeinsame Leben im Alter. In den letzten 20 Jahren sind bundesweit verschiedenste Wohnformen für gemeinschaftliches Leben im Alter entstanden. Nur wenige davon halten auf Dauer. Anfangs gibt es eine Scheinharmonie, aber nach kurzer Zeit brechen die Konflikte aus. Fragt man nach den Motiven für den Einzug in eine WG, werden Erwartungen geäußert: Freizeit gemeinsam verbringen, gleichgesinnte Gesprächspartner finden, Hilfe erhalten, wenn man sie eines Tages braucht. Noch nie hat mir jemand geantwortet, dass er in der WG gern anderen helfen will. Die WG basiert aber genau auf gegenseitiger Hilfe. Sonst könnte jeder in seiner Wohnung bleiben und bei Bedarf professionelle Dienstleister in Anspruch nehmen. Oft sind Menschen empört, wenn eine WG sie im Alter von über 80 Jahren nicht mehr aufnimmt. Die Absage ist legitim, weil das Risiko für baldigen Hilfebedarf natürlich höher ist, je älter man wird. In eine WG muss man früher einziehen, um in einer Gemeinschaft gemeinsam älter zu werden und sich später gegenseitig zu helfen. Dann kann das Leben in Gemeinschaft zu einer echten Bereicherung werden.

Die Wohnformen sind inzwischen sehr unterschiedlich. Selbst Pflegeeinrichtungen bieten Wohnen in einer Senioren-WG an, meinen aber tatsächlich pflegebedürftige Menschen. Deshalb muss ein Umzug in eine Wohngemeinschaft oder in ein Mehrgenerationenhaus gut recherchiert und finanziell gut geplant werden. Es gibt erste Beratungsstellen speziell für gemeinschaftliches Wohnen, Wohnberatung bei Seniorenbeiräten, Beratung bei Wohnungsgesellschaften und wertvolle Informationen im Internet. (17)

Warum nicht Drei-Generationen-Familie?

In jungen Familien zeichnet sich ein neuer Trend ab, der lange Zeit als überholt und altmodisch galt. Es entwickelt sich eine neue Sehnsucht, für die eigenen Kinder die Großeltern bei sich oder in unmittelbarer Nähe zu haben. Selbst sogenannte Leih-Omas und Leih-Opas werden akzeptiert. Manchmal verbirgt sich dahinter der verständliche Wunsch nach Betreuung, um beruflich und in der Freizeit etwas mehr Freiräume zu haben. Manchmal ist es die stumme Erwartung, finanzielle Unterstützung zu erhalten. Manchmal ist es auch die eigene, warmherzige Erinnerung an die Großeltern, die viel Zeit hatten, die Geduld für Schwächen kannten, die auch mal hinter dem Rücken der Eltern kleine Verbote übertreten halfen. Diesen Lebensgenuss sollen nun auch die eigenen Kinder erfahren dürfen. Das Leben in der Drei-Generationen-Familie erscheint dann als Traum.

Zum Albtraum entwickelt sich dieses Lebensmodell, wenn vorher nicht ehrlich ausgesprochen wurde, was man voneinander erwartet. Großeltern fühlen sich schnell ausgenutzt, wenn ihre eigenen Bedürfnisse sich nicht erfüllen. Vielleicht wollen die Enkel gar nicht so viel Zeit mit den Großeltern verbringen? Oder die Großeltern wollen umgekehrt viel mehr eigene Freizeit haben, als die jungen Eltern es dachten. Vielleicht erwarten die Großeltern auch viel mehr Hilfe im Haushalt oder Garten, als es die jungen Eltern und heranwachsenden Enkelkinder leisten können? Schnell entstehen dann innere Verletzungen, die sich auch äußerlich in Sticheleien, Ironie, Vorwürfen und verbalen Angriffen zeigen. Das Zusammenleben wird in manchen Familien zur psychischen Belastung für alle.

Die Gerontologin Prof. Ursula Lehr hat schon in den 1980er-Jahren das »Nähe-durch-Distanz-Modell« postuliert, wie die Drei-, Vier- oder sogar Fünf-Generationen-Familien harmonisch zusammenleben können. Perfekt ist dabei eine räumliche Distanz bei gleichzeitiger innerer Nähe. Man weiß, dass man sich aufeinander verlassen kann, man hilft sich, aber jeder führt finanziell und organisatorisch seinen eigenen Haushalt. Die räumliche Entfernung sei ideal, wenn man sich innerhalb einer halben Stunde erreichen kann.

Warum nicht als Single leben?

Vor dem Trend zurück zur Großfamilie hat sich seit Jahrzehnten eine andere Normalität in der Bundesrepublik manifestiert. Man spricht von der Generation Dauer-Single, die inzwischen im Alter angekommen ist. Die Sorge früherer Soziologen, dass eine Gesellschaft die zunehmende Zahl von Single-Haushalten im Alter vielleicht nicht versorgen könne, hat sich nicht bestätigt. Wer das Lebensmodell Single seit Jahren freiwillig lebt, der leidet im Alter nicht an Vereinsamung. Studien haben gezeigt, dass Singles mehrheitlich in sehr guten und intakten Hilfestrukturen leben, die der Qualität stabiler Familiennetzwerke nicht nachstehen.

Für ein Single-Leben entscheiden sich Männer und Frauen heute auch freiwillig noch im Alter 60 plus. Sie wollen die Selbstbestimmung über ihr Leben zurück, die sie in ihrem Familienverbund nicht durchsetzen konnten. Sie genießen die neue Freiheit und zeigen weniger Interesse als die Generation Dauer-Single, sich in neuen Freundschaften und Netzwerken zu binden. Ob dieses Freiheitsgefühl anhält, wenn das eigene Alter mehr Hilfe benötigt, bleibt abzuwarten.

Zum Problem wird das Single-Dasein aber auf jeden Fall, wenn es ungewollt im Alter auftritt. Vielleicht durch Umzüge, durch Trennungen oder durch Todesfälle. In Zeiten hoher emotionaler Belastungen sind Menschen mit zunehmendem Alter überfordert, neue Freundschaften und neue Hilfestrukturen aufzubauen. Vereinsamung wird zum Risiko, wenn jene Beziehungen verloren gehen, die so wichtig für das soziale Überleben sind. Wichtig sind Beziehungen zu Menschen, denen man etwas bedeutet hat, denen man etwas gegeben hat, was in ihrer Erinnerung bleibt. (18)

Warum nicht Granny-Au-pair?

Der Gedanke, in ein anderes Land zu gehen, für viele Wochen in einer anderen Familie zu leben, kann bei dem einen Angst auslösen und bei dem anderen Sehnsucht, weil man es schon in der Jugend wollte, aber nicht getan hat. Senioren-Au-pair liegt im Trend. Der jahrzehntelangen Tradition jugendlicher Au-pairs folgend, steht diese Möglichkeit nun auch Ihnen seit einigen Jahren offen. Gastfamilien aus aller Welt suchen immer häufiger Au-pairs im Alter 60 plus. Lebenserfahrung und Verantwortungsbewusstsein werden dabei sehr geschätzt. Interessant ist die Entwicklung, dass Senioren-Au-pair nicht nur für die Betreuung von Kindern steht, sondern inzwischen auch von älteren Familien angefragt und genutzt wird, für Hilfe im Haushalt, auf dem Bauernhof, für den Garten oder als Hüter(in) des Hauses bei Abwesenheit der Besitzer. Erst vor zehn Jahren entstand in Deutschland weltweit die erste Agentur, die international Au-pair-Omas vermittelt. Die Gründerin von »Granny Aupair«, Michaela Hansen, war damals selbst fast 50 Jahre alt und wagte den beruflichen Neustart. Neue spannende Erfahrungen, Genießen von Kunst und Kultur eines anderen Landes, Vertiefen der Fremdsprachenkenntnisse und neue Freundschaften können auch im Alter eine unschätzbare Bereicherung werden. Wer vor einem solchen Schritt die eigene Angst und Unsicherheit einmal überwunden hat, profitiert davon sein ganzes weiteres Leben lang. Erfahrungsberichte bestätigen das. Für die Kostenplanung eines mehrmonatigen Aufenthalts im Ausland können Sie Au-pair-Beratungsstellen nutzen.

Eine lange Tradition

Der Begriff *au pair* ist französisch und bedeutet »auf Gegenleistung«. Etwa seit Mitte des 19. Jahrhunderts reisten junge Frauen als Au-pair zu Familien in andere Länder, um die Sprache zu erlernen und sich auf Haushaltsführung und Kindererziehung vorzubereiten. Der Aufenthalt basierte also auf Gegenseitigkeit, beide Seiten hatten etwas davon. Heute werden auch Männer als Au-pair angefragt und vermittelt. Alle wichtigen Hinweise zu Agenturen, Voraussetzungen, Versicherungen und Kosten finden Sie im Internet. (19)

Warum nicht etwas nur für mich tun?

Zwei Theorien und zwei Antworten zur Frage, wie der Mensch richtig und glücklich altert, werden in der soziologischen Alternsforschung seit 60 Jahren kontrovers diskutiert. Es sind die Aktivitätstheorie und die Disengagement-Theorie. Tartler, Havighurst und andere Gerontopsychologen stellten die Aktivitätstheorie auf, deren Ursprung schon in den 1930er-Jahren zu finden ist. Sie meinten, nur derjenige Mensch ist glücklich und zufrieden, der aktiv ist, der etwas leisten kann, der von anderen Menschen gebraucht wird. Zufriedenheit im Alter kann erreicht werden, wenn ein altersgemäßer Ausgleich früherer Aktivitäten verwirklicht wird. Nach dieser Theorie braucht es keinen Bruch zwischen dem mittleren und späteren Lebensalter zu geben.

Die Disengagement-Theorie von Cumming und Henry aus dem Jahr 1961 sieht die Lösung für das richtige Altern genau anders. Nur derjenige Mensch im Alter ist glücklich und zufrieden, der sich von den bisherigen sozialen Rollen *disengaged*, zurückgezogen hat, während der Mensch, der weiter in der gesellschaftlichen Verantwortung verharrt, unglücklich und unzufrieden ist. Der alternde Mensch soll sich lösen von bisherigen Lebensbezügen bei gleichzeitiger Hinwendung zu seiner eigenen Persönlichkeit. Die Einschränkung des Lebensraumes und der sozialen Kontakte sei vom alten Menschen akzeptiert und gewünscht. Disengagement ist nicht nur eine Begleiterscheinung des Alters, sondern eine Vorbedingung für erfolgreiches Altern.

Wahrscheinlich finden sich bei jeder Theorie einige der Leser wieder, weil es kein Richtig und Falsch für individuelle Lebensmodelle gibt. Und die Alternsforschung von heute betrachtet diese Lebensphase wesentlich differenzierter. Aber das Nachdenken über die Fragen: Wie will ich im Alter leben? Was soll ich tun? Was soll ich ändern, was kann ich beibehalten? wird durch gegensätzliche Theorien und Widersprüche eher beflügelt als durch Behauptungen wie »Nur so ist es richtig«.

Ich will ein Musikinstrument erlernen

Was Hänschen nicht lernt, lernt dann eben Hans. Auch das ist das neue Altern. Keine blasse Ahnung von Noten und dennoch ein Instrument spielen lernen? Aber ja, lautet die übereinstimmende und ermutigende Antwort von Musikpädagogen und Forschern. Die Bedingungen sind nur: das richtige Instrument und die Möglichkeit zum Üben. Wenn Sie die Zeit und vor allem die Lust dazu haben, dann sind Sie garantiert auf dem richtigen Weg und finden auch in Ihrer Nähe Angebote für alle Altersgruppen und eine Vielzahl von Instrumenten.

Manchmal findet sich gleich im Familien- oder Freundes-
kreis der unkonventionelle Lehrer. Wenn eine Großmutter
von ihrer 15-jährigen Enkelin das Gitarrespielen lernt, dann
ist es schon bemerkenswert. (20) Wer lieber unter profes-
sioneller Anleitung im fortgeschrittenen Alter noch ein Instrument lernen will, braucht oft nur einen kleinen Schritt
des Anfangs. In Musikschulen gibt es zunehmend mehr das
ältere Semester. Frau Neuendorf erzählt: » Vor drei Jahren
kam ein neuer Schüler zu mir: Gerhard, 70 Jahre alt, ehe-
mals Handwerker, ein kräftiger Herr mit noch kräftigeren,
schwieligen Händen. Er war blutiger Anfänger und wollte
gerne Altblockflöte spielen lernen, ein eher zartes Instrument. Die Löcher müssen exakt auf- und abgedeckt werden, falsches Pusten wird sofort mit Quietschen quittiert.
Ob das wohl klappen würde – selbst Gerhard zweifelte.
Es dauerte etwas, bis er Gefühl für die feinen Fingerbewe-
gungen entwickelte, inzwischen aber trägt er seiner Familie Volkslieder und einfachere klassische Werke vor. Auch
Peter und Hanne haben ihren Traum vom Saxofonspiel
vor neun Jahren verwirklicht. Mittlerweile sind die 60 erreicht, und beide spielen zusammen mit Erfolg und viel
Freude. Es gab schon diverse Auftritte bei Familienfeiern,
in Gottesdiensten, bei Geburtstagen und Musikschulkon-
zerten.«

Von einer Klavierlehrerin weiß ich, dass auch Klavierspielen
in jedem Alter lernbar ist. Aber auf jeden Fall unter profes-
sioneller Anleitung, um Stück für Stück, Etüde für Etüde die
Feinarbeit der Finger, das Gehör und Gehirn zu koordinieren. (21)
    Besonders leicht und mit ganz wenig Anleitung lässt sich
das Mundharmonikaspiel erlernen. Eine einfache Mundhar-

monika kostet rund 10 Euro, das Üben stört die Nachbarn nicht. Wie später auch beim Gedächtnistraining dargestellt (siehe Seite 106), trainiert das Spielen bekannter Melodien allein nach Gehör in wunderbarer Weise das Gehirn. Die Potsdamer Mundharmonika-Gruppe mit dem schönen Namen »Späte Liebe« hat sich 2013 gegründet und ein Durchschnittsalter von 75 Jahren. (22)

Im Alter von 65 Jahren wagt Walter den ersten Schritt und entscheidet sich nach der Beratung nicht für ein Instrument, sondern für Gesangsunterricht.

Ich will Zumba tanzen

Das Zumba® -Fitnessprogramm wurde in den 1990er-Jahren von dem Kolumbianer Alberto »Beto« Pérez entwickelt. Es ist in kurzer Zeit zu einem der erfolgreichsten Tanz-Fitnessprogramme der Welt geworden. (23) Zumba (sprich *sumba*) ist ein sportliches und anspruchsvolles Ganzkörpertraining. Neugierig und ermuntert wurde Ines durch die TV-Werbung. So flotte Tänzer, so trainierte Menschen, das wollte sie auch können und entschied sich für einen abendlichen Anfängerkurs. 24 Frauen und ein Mann, im Alter zwischen 20 und 60 Jahren. Ines gehört zur älteren Liga in der Gruppe. Der erste Tag ist eine sportliche Herausforderung, die sie aber ganz gut meistert. Nur die extrem laute Musik, die findet sie nervig. Alle anderen offensichtlich nicht, denn keiner sagt was. »Ich will nicht auffallen, als Ältere, und werde mich nicht ausgerechnet über laute Musik beklagen. Also schweige ich und sehne das Ende der ersten Stunde herbei.« In der dritten Trainingsstunde können sie schon die Grundschritte, und ihre Bewegungen zur flotten Musik werden weicher, geschmeidiger. Ines spürt es und beobachtet es auch bei den anderen. »Aber irgendwie fühle ich mich merkwürdig«, sagt sie, »die lateinamerikanischen Rhythmen fordern geradezu erotische, animierende Körperbewegungen heraus – und ich komme mir albern vor. Es ist nicht mein Lebensgefühl, was ich tanzen soll. Ich will in einem Sportraum mit meinem Körper nicht reizen, nicht verführen. Im Sportraum will ich trainieren. Zumba ist nichts für mich. Schade, denn irgendwie hat es eben doch eine gewisse Faszination.«

Henriette berichtet von ganz anderen Erfahrungen. In ihrem Kurs gibt es keine überlaute Musik, keine erotischen Bewegungen, es macht einfach nur Spaß. Das Programm ist einerseits eine Herausforderung und bietet andererseits Glücksgefühle in der Gemeinschaft. Sie will nie wieder aufhören!

Ich will endlich schwimmen lernen

Großmutter Carola hat ihrem fünfjährigen Enkelsohn Ben zum Geburtstag einen Schwimmkurs geschenkt. Nach diesem Wochenkurs an der Schwimmschule schwimmt Ben schon nach fünf Tagen sicher und wie erwartet sehr gern. Nun will er mit seiner Oma am liebsten jede Woche ins Freibad gehen. Aber da gibt es ein Problem: Oma Carola hat nie schwimmen gelernt. Sie hat nun Angst, dass Ben ihr davonschwimmt, sie kann ihn im Freibad nicht ausreichend beaufsichtigen. Und die Eltern haben an Wochentagen keine Zeit für einen Schwimmbadbesuch mit ihrem Sohn. Carola fasst sich ein Herz und sagt zur Schwimmlehrerin: »Ich will jetzt endlich auch schwimmen lernen.«

Es ist nie zu spät, richtig schwimmen zu lernen. Fast ein Fünftel aller Menschen kann nicht sicher schwimmen. »Wir freuen uns über jeden, der Mut fasst, sich der Herausforderung zu stellen, und sich so ein wichtiges Stück Lebenssicherheit schafft«, ermuntert die Lehrerin. Für Ältere ist es ratsam, Schwimmen im Einzelunterricht zu erlernen, denn die Gründe, Nichtschwimmer zu sein, sind sehr unterschiedlich und bedürfen verschiedener methodischer Ansätze. Planen Sie ca. sechs bis acht Übungsstunden, um sich sicher über Wasser zu halten, und weitere vier bis sechs Stunden zur Konditionierung und Technikschulung. Carola lernt schwimmen! Und ihre Freundin Christel freut sich ebenso, denn jetzt können sie die Besuche in den Thermen viel besser genießen. Die älteste Kursteilnehmerin dieser Schwimmlehrerin war 98 Jahre alt! Was denkbar ist, ist auch machbar, kann ich da nur bestätigen.

Mit 65 an die Seniorenuniversität

Hildegard aus Hannover erzählt, dass sie immer gern zur Schule gegangen ist, dass sie damals aber als viertes von fünf Kindern kein Studium aufnehmen konnte. Sie genießt es, dass sie jetzt im Alter endlich Zeit und Möglichkeiten hat, zu lernen. Egal, ob Physik für den Alltag oder die Geschichte der Maya, sie war und ist neugierig auf das Leben und die Welt. »Gleich am ersten Tag in meinem Rentenalter habe ich mich in der Volkshochschule angemeldet und bin dort mindestens einmal pro Woche in einem Kurs oder Vortrag. Nächste Woche werde ich mich an der Uni für ein Seniorenstudium einschreiben. So etwas gibt es nämlich auch, als Gasthörer. Und Abitur braucht man dafür zum Glück nicht. Dass ich in meinem Alter einmal als Studentin an einer richtigen Universität lernen kann, das hätte ich in meinen kühnsten Träumen nicht zu hoffen gewagt.«

Die Idee »Seniorenstudium« hat sich in Deutschland seit den 1980er-Jahren etabliert. Ein einheitliches Modell gibt es allerdings nicht. Manche Hochschulen bieten für ältere

Menschen eigene Vorlesungen, Seminare und Kurse an, an anderen Universitäten mischen sich Seniorenstudenten als sogenannte Gasthörer unter die jüngeren Kommilitonen. Sogar ein Fernstudium 50+ ist heute möglich. Angebote der mobilen Universität finden Sie unter

www.mobile-university.de/ihr-studium/seniorenstudium

Keine Angst vor Smartphone und Algorithmen

»Mein erstes Smartphone habe ich nur gekauft, weil man gleich ein Navigationsgerät drin hatte«, erzählt Sigrid. »Ich war damals, vor gut zehn Jahren, auch der Meinung, ein Smartphone brauche ich nicht, mein Handy reicht. Aber das Navi, das wollte ich schon haben. Dann habe ich mich überraschend schnell mit meinem Smartphone angefreundet und möchte nicht mehr darauf verzichten. Anstrengend fand ich nur die ständigen Neuerungen. Kaum hatte ich mich an neue Begriffe und Funktionen gewöhnt, gab es schon wieder etwas Neues. Ich wollte aber auch nicht immer meine Kinder fragen. Deshalb habe ich mehrere Kurse zum Erlernen des Smartphones besucht und mich richtig fit gemacht. Jetzt bringe ich anderen Älteren die richtige Nutzung ihres Smartphones bei und fühle mich wohl dabei.« Sigrid hat sich während des Corona-Lockdowns noch für etwas Besonderes angemeldet. Am Hasso-Plattner-Institut Potsdam gibt es offene Online-Kurse zu verschiedenen Themen und mit unterschiedlichen Voraussetzungen. Sigrid hat sich mutig im Kurs »Algorithmen und Künstliche Intelligenz« eingeschrieben und berichtet ihrer Freundin begeistert von diesem Angebot. Sie konnte die ersten Lektionen gut verstehen und hat aufgehört, als es ihr zu schwer wurde. Für den nächsten Kurs im September will sich Sigrid auf jeden Fall auch einschreiben, Thema »Tatort Internet – Angriffsvektoren und Schutzmaßnahmen«. Ihre Freundin winkt ab und meint: »Du bist verrückt.« Aber Sigrid lacht und freut sich drauf.

Mein Altern neu fühlen

Mit der Liebe im Alter ist es so eine Sache. Wer sich frisch verliebt, erlebt dies ebenso heftig wie in jungen Jahren. Unvernunft ist angesagt! Erlebnishunger, Neugier, sich als Mann oder Frau wieder heftig begehrt fühlen, das sind einfach zu schöne Gefühle! Aber auch Eifersucht und Verlustängste können sich schmerzhaft wieder einstellen, obgleich man dachte, das im Leben hinter sich zu haben.

Ich bin verliebt bis über beide Ohren

Für eine Radiosendung habe ich vor einigen Jahren mehrere Interviews zum Thema Liebe und Sex geführt. Zwei von diesen Gesprächen erlauben uns einen Einblick in die Breite dessen, was möglich ist.

20 Jahre jünger

Katharina und Dirk sind ein Paar. Sie ist 55 und er 35 Jahre alt, kennengelernt haben sie sich über das Internet. Bei ihm war es Liebe auf den ersten Blick. »Ich hatte einfach den Mut dazu, es zu versuchen, und habe ihr geschrieben«, sagt Dirk. Katharina hatte schon mehrfach im Internet versucht, einen Partner zu finden, bisher aber ohne Erfolg. Dann plötzlich bekommt sie Post »von einem so jungen Hüpfer«, sagt sie. »Er hat mich sehr nett angeschrieben, sehr höflich. Ja, und dann habe ich eben geantwortet. Ich wollte nie eine Beziehung mit einem so jungen Mann, das lag jenseits meiner Vorstellungskraft. Meine Söhne sind schließlich auch in dem Alter. Aber er hat nicht lockergelassen. Irgendwann habe ich gedacht, na gut, dann lädst du ihn mal zum Kaffee ein; wenn er dich dann persönlich sieht, wird er sich höflich nach einer halben Stunde verabschieden. Aber wir haben stundenlang geschwatzt, wir hatten sofort einen Draht zueinander.« Natürlich war Katharina anfangs auch verunsichert. Darf ich das, in meinem Alter? Meint er es ernst, bin ich nicht zu alt, was sagen die Leute? Später dann das Nachdenken über eine mögliche sexuelle Begegnung. Es war wie erwartet voller Spannung, Neugier und ein bisschen Schamhaftigkeit. »Das war für mich die nächste Hürde. Was willst du mit alter Haut, habe ich ihn mehrfach gefragt. Es war in meiner Vorstellung ein Problem, mich vor ihm ausziehen zu müssen. Eigenartigerweise war es dann kein Problem mehr, als es dazu kam. Nur den Bauch habe ich die ersten Male wie damals in der Jugend auch wieder eingezogen.« Katharina beschreibt ihre sexuelle Beziehung als sehr intensiv und liebevoll. Ihre Botschaft an gleichaltrige Frauen? »Einfach mal ausprobieren. Ich bin verliebt, mehr kann ich dazu nicht sagen.«

Und was meint der 35-jährige Dirk dazu? Über die erste Begegnung sagt er: »Vor mir stand eine wunderschöne Frau, die Fotos werden ihr überhaupt nicht gerecht. Ich wusste sofort, DIE ist es.« Dirk hatte nie Probleme, sich mit ihr in der Öffentlichkeit als Paar zu zeigen. Er ermunterte sie auch, auf der Straße wie andere verliebte Paare Hand in Hand gehen. Er will sich nicht verstecken. Zum Thema Sex und Scham sagt er überzeugend: »Ich weiß gar nicht, was Katharina vor mir verstecken wollte. Ich liebe sie als Mensch und auch ihren Körper. Ich hoffe, ich kann es ihr auch ausreichend zeigen.« Angst vor der Zukunft mit der älteren Partnerin hat er keine. Er lebt offensichtlich nach dem Motto: »Einen Menschen zu lieben heißt, mit ihm alt werden zu wollen.« Überraschend unproblematisch gelang beiden auch die Bekanntgabe der Beziehung an die eigenen Mütter und an die Söhne von Katharina: »Wenn es euch gut geht, dann ist es doch auch für uns gut.«

Margreth verliert den Geliebten

Margreth hatte im Alter von 72 Jahren einen Partner, der erheblich jünger war als sie. Max kannte das wahre Alter von Margreth nicht, und ihr Aussehen ließ sie durchaus als flotte Endfünfzigerin durchgehen. Die Beziehung war »rein sexuell, mehr wollten wir beide nicht. Er war auch verheiratet, das kommt noch dazu«, erzählt Margreth unbefangen. Beide waren glücklich, so wie es war. Bis zu dem Tag, als Margreth die Diagnose Brustkrebs mit nach Hause bringt. »Von dem Moment war es vorbei. Er hat an dem Abend noch nichts gesagt, hatte es dann nur sehr eilig. Kein weiteres Treffen mehr. Nur wochenlang Ausreden und Terminlügen, bis ich endlich begriffen habe: Es ist vorbei.« Inzwischen ist Margreth vom Krebs geheilt, hat ihren 80. Geburtstag gefeiert und immer noch Sehnsucht nach einem Partner »nur so fürs Bett, denn die Sehnsucht nach Sex hört nie auf, egal, wie alt du bist«.

Ich habe bald Goldene Hochzeit

Mit Gefühlen und Problemen frischer Verliebtheit, von himmelhoch jauchzend bis zu Tode betrübt, haben wir im Leben Erfahrungen gesammelt. Anders sieht es mit langjährigen Partnerschaften oder Ehen aus. Es kommen neue Rollen im Familienverbund und in der Partnerschaft auf uns zu. Wir bauen Beziehungen zu Schwiegerkindern auf, wir werden Großeltern, viele von uns werden auch noch Urgroßelternschaft erleben, wir werden Rentner, wir verändern unser Aussehen, wir müssen Veränderungen der körperlichen und emotionalen Kräfte akzeptieren, manche werden empfindlicher und verletzlicher, andere werden gleichgültiger und verletzender dem Partner gegenüber. Wir müssen uns in der Ehe nach und nach mit typischen Alterskrankheiten oder Pflegebedürftigkeit auseinandersetzen und diese bei uns und dem anderen aushalten. Das alles verändert die Beziehung zwischen den Partnern immer wieder aufs Neue. Ob und wie Partner damit im täglichen Zusammenleben klarkommen, bleibt eher dem Zufall überlassen. Manche Paare schaffen eine neue Qualität an Vertrauen, an Toleranz, an Verlässlichkeit, andere leben gleichgültig nebeneinanderher und bleiben aus Bequemlichkeit, aus finanziellen Gründen oder Pflichtbewusstsein dem anderen gegenüber zusammen. Der Anteil älterer Paare, die sich als glücklich verheiratet bezeichnen, liegt laut einer Studie aus dem Jahr 2008 immerhin zwischen 80 und 90 Prozent und damit sogar höher als bei jüngeren Paaren, denen 65–70 Prozent bescheinigt werden. (24)

Offenbar gelingt vielen Paaren etwas, was man als Entwicklungsaufgaben langjähriger Partnerschaften benennt:

- neue Aufteilung anfallender Arbeiten
- eine Form der Alltagsgestaltung, die für beide Partner Zufriedenheit ermöglicht
- Suche nach neuen Lebensinhalten
- sinngebende Aktivitäten
- Umgang mit sich ergebenden Veränderungen der Machtbalance
- gegenseitige Unterstützung beim Rollenwandel

- Verarbeitung der Alternsprozesse
- Verarbeitung von Verlustängsten und Todesfällen
- Unterstützung bei Krankheit und Pflegebedürftigkeit

Das zu leben, an diesen Aufgaben zu wachsen, scheint das Erfolgsgeheimnis glücklicher langjähriger Ehen zu sein.

Emil

Das Verheiratetbleiben nimmt manchmal auch ungewöhnliche Formen an.

»Ob ich glücklich verheiratet bin, werde ich manchmal gefragt. Immerhin haben wir 40 gemeinsame Ehejahre hinter uns. Aber glücklich bin ich schon lange nicht mehr. Sex hatten wir seit Jahren nicht mehr, obwohl ich sie noch immer begehre. Scheidung kommt für mich nicht infrage. Ich habe doch mal versprochen, ›in guten wie in schlechten Zeiten‹, da kann ich sie jetzt nicht einfach verlassen.« Den Konflikt hat Emil pragmatisch gelöst. Vor einem Jahr ist er aus der gemeinsamen Wohnung ausgezogen und lebt allein, aber ganz in der Nähe seiner Frau. Sie sehen sich regelmäßig, unternehmen etwas miteinander, sorgen füreinander, wenn Hilfe gebraucht wird, und gehen wieder viel respektvoller miteinander um. Der Alltag hat wieder eine gewisse Erotik bekommen, das gefällt beiden. Die erwachsenen Kinder sind ihren Eltern dankbar, dass sie zwar einen ungewöhnlichen, aber guten Weg gefunden haben, um die Familie nicht zu zerbrechen. »Und wenn ich mal Sex haben möchte, habe ich auch eine Lösung gefunden, aber die erzähle ich Ihnen nicht, ist mir peinlich.«

Ich hätte gern mehr Sex

Das Bedürfnis nach Zärtlichkeit und Sexualität gehört zu den Grundbedürfnissen jedes Menschen. Sex im Alter unterscheidet sich von Sex in jungen Jahren nicht wirklich. Es gibt Jahre im Lebenslauf, da haben sowohl junge als auch alte Menschen viel Sex oder gar keinen Sex(-Partner). Es gibt in jungen wie in späten Jahren Treue und Untreue, es gibt Erfüllung, und es gibt Tränen. Es gibt neue Partnerschaften bis ins höchste Alter, wo einem die Leidenschaft den Verstand raubt wie bei Teenagern. Und es gibt Partnerschaften, die nach Jahrzehnten aus sexuellen Gründen auseinandergehen. Die Wissenschaft stellt immer mal wieder Daten vor zur Häufigkeit sexueller Kontakte im Alter. Wie glaubwürdig die Antworten der Befragten sind, bleibt uns verborgen. Aber dass es sexuelle Kontakte auch im Alter 80 plus gibt, ist heute kein Geheimnis mehr. Manchmal erzählen mir im Vertrauen Männer und Frauen davon. Ihre Gefühle pendeln zwischen Stolz, dass man es noch kann, und Verlegenheit, ›weil es sich doch wohl nicht mehr schickt‹.

Eine traurige Wahrheit scheint jedoch viele Partnerschaften zu einen: Die Beendigung des Geschlechtsverkehrs ist offenbar das Ende aller intimen Kontakte in der Partnerschaft. Küssen und Petting finden nicht mehr statt. Sexuelles Interesse ist meist vorhanden, auch wenn es nicht gelebt wird. Körperlich ausgedrücktes Zärtlichkeitsverhalten, welches Zuneigung ausdrückt, nimmt hingegen zu. Kommt es zu einer resignativen intimen Interesselosigkeit gegenüber dem Partner, sollen laut Fachtexten Überbeschäftigung, Überernährung, Sammlertätigkeiten u. a. als Verdrängungsmechanismen eingesetzt werden.

Veränderungen der männlichen Sexualität im Alter werden oft dahingehend beschrieben, dass Erektionsfähigkeit und Erregbarkeit sich auffallend verändern, der Geschlechtsverkehr aber trotzdem meist möglich ist. Es heißt, das Einsetzen der vollen Erektion dauert in der Jugend 3 bis 5 Sekunden, im Alter kann es 10 bis 15 Sekunden oder noch länger dauern. Ursachen der Erektionsprobleme sind im Alter zum Beispiel schlechter Blutfluss in den Penis durch Arterienverkalkung oder bei Diabetes mellitus. Weitere Erkrankungen können sein: Hypertonie, zu hohe Cholesterinwerte, chronische Nierenerkrankungen, Leberversagen, chronische Atemwegserkrankungen, Prostataerkrankungen, Schilddrüsenunterfunktion, zu wenig Testosteron, Depressionen. (25) Beim Auftreten vereinzelter Impotenzerlebnisse verzichten viele Männer auf weitere Versuche. Die Partnerinnen möchten bei einer vermuteten Impotenz ihren Partner nicht beschämen und verzichten ihrerseits auf sexuelle Ansprüche.

Die Sehnsucht nach ein bisschen Glück kennt kein Lebensalter. Eine nette Episode will ich Ihnen erzählen. Ein 102-jähriger Mann und eine Altenpflegerin saßen nebeneinander auf einer Bank, und er stellte die wohl am häufigsten gestellte Frage Älterer: »Was denken Sie denn, wie alt ich bin?« Die Pflegerin kannte sein wahres Alter, wollte aber charmant sein und sagte: »Na ja, so ganz jung sind Sie wohl nicht mehr, also 90 sind Sie doch bestimmt schon?« Er wehrte mit einem Lächeln und hörbarem Pff ab. Sie dann: »91?« – »Pff.« – »92?« –»Pff.« – »93?« – »Pff« usw. Bei 98 meinte er: »102 Jahre bin ich alt«, und verlässt die Bank mit einem Strahlen. Kurz danach kommt er zurück und fragt: »Haben Sie wirklich gedacht, dass ich noch so jung bin?« – »Ja aber natürlich, Sie sehen doch noch so gut aus.« Er verabschiedet sich mit den Worten: »Na, dann kann ich mir ja noch eine Frau suchen!«

Veränderungen der weiblichen Sexualität im Alter werden in Literatur und in der Selbstwahrnehmung der Frauen auffallend oft mit der Menopause verbunden. Schlechteres Befinden, Verminderung der körperlichen Leistungsfähigkeit, Zustand nach Operationen, Verhalten des Partners werden als Gründe benannt. Die sexuelle Aktivität nehme ab, aber qualitativ erleben viele Frauen mit Anfang 60 eine Verbesserung der Sexualität mit ihrem Partner. (26) Im mittleren und höheren Alter lernen Frauen ihren Körper genauer kennen und haben oft Wege gefunden, sich im Bett besser durchzusetzen. Der Orgasmus wird von manchen Frauen leichter erreicht als in jungen Jahren. In dem Buch von Renate Daimler mit dem Titel *Verschwiegene Lust* erzählen Frauen über 60 von Liebe und Sexualität. (27) Bemerkenswert dabei: Das Buch ist bereits 1991 erschienen, und die damals 21 befragten Frauen haben sehr ehrlich und offen von sich erzählt. Wenn eine 68-jährige Frau sagt: »Ich hätte nie gedacht, dass Sex noch einmal so wichtig werden könnte«, und eine 65-jährige Frau ausdrückt: »Das Schlimme ist, dass mit zunehmendem Alter und schwindenden Reizen die Ansprüche steigen«, dann lassen uns die Frauen teilhaben an ihren Träumen. Mir hat eine 70-jährige Frau mal ins Ohr geflüstert: »Ich gucke jetzt keine Liebesfilme mehr. Da bekomme ich immer so Gefühle und weiß dann nicht, wohin damit.« Selbst die 82-jährige Dorothea wird im erwähnten Buch zitiert mit dem Anspruch: »Ich will den Respekt einer anständigen Erektion, nichts weiter.«

Ein ungebrochenes Tabu ist die Frage, ob Paare noch Sex miteinander haben, wenn einer von beiden körperlich pflegebedürftig oder demenzkrank ist. Ist man davon nicht betroffen, mag man sich das nicht vorstellen. Aber welch ein großes Lebensglück, wenn Paare sich nichtsdestotrotz noch begehren, erotisch anregen und glücklich machen können. Ganz dezent werde ich darauf manchmal angesprochen. Von den Frauen. Gut zu wissen, dass es Beratungsstellen (28) und ausgebildete Sexualbegleiter*innen (29) für diese ganz persönliche, intime Lebensfrage gibt.

Wir verlieren im Alter nicht das Bedürfnis nach Berührung, wir verlieren die Menschen, die uns berühren.

Rund um das Gehirn

Wie geht es Ihnen, wenn Ihnen der Name eines ehemaligen Kollegen nicht einfällt, dem Sie zufällig auf der Straße begegnen? Haben Sie auch schon jemanden gebeten: »Gib mir doch mal das … na das … na das Dingsda, du weißt schon?« Haben Sie vergessen, was Sie gerade aus dem Keller holen wollten, wenn Sie unten angekommen sind? Dann begrüße ich Sie im Klub der alternden Gehirne. Alles kein Problem, alles normal. Während wir körperliche Signale des Alters mehr oder weniger gut akzeptieren, können zunehmende Wortfindungsstörungen und Vergesslichkeit auch Sorgen auslösen.

Es gibt jedoch die gute Botschaft: Positive Veränderungen der Hirnleistung sind im Alter möglich. Das Gehirn ist trainierbar, wie ein Muskel auch, bis ins letzte Lebensjahr. Wir leben in einer Ära der Hirnforschung. Seit fast 50 Jahren gibt es weltweit eine enorme Forschungsbreite und eine Fülle neuer Erkenntnisse. Immer neue Geräte und Verfahren ermöglichen immer tiefere Einblicke, was im Gehirn wann, wo und warum passiert. Wie wir lernen, wie wir vergessen, wie wir das Gehirn fit halten können und was ihm schadet, zu allem gibt es viel Wissen. Manches davon kann ich Ihnen hier vorstellen.

So arbeitet und altert unser Gehirn

Alles ist Strom. Gedanken sind Strom. Gefühle sind Strom. Sehen, Riechen, Fühlen, Schmecken und Hören sind Strom. Auch jede unserer Bewegungen wird durch Strom ausgelöst. Jetzt, in diesem Moment, wenn Sie diesen Text lesen, stellt die Netzhaut Ihres Auges Strom her und schickt diesen über ein Stromkabel, Sehnerv genannt, ins Gehirn. Dort entschlüsseln Nervenzellen diesen Strom, und Ihr Bewusstsein erkennt Buchstaben und deutet den Text. Wollen Sie diese Seite des Buches umblättern, stellt das Gehirn Strom her, leitet den an die Muskeln, und der Arm führt genau die von Ihnen gewollte Bewegung aus, Sie blättern die Seite um.

Ununterbrochen müssen Nervenzellen, auch Neuronen genannt, Strom herstellen. Es gibt keine Ruhepause. Ohne Strom ist das Gehirn tot, und wir können es bis heute nicht reanimieren wie zum Beispiel das Herz bei einem Herzstillstand. Deshalb gilt heute der Hirntod als sicheres Todeszeichen, weil es kein Zurück gibt.

In der medizinischen Sprache nennt man diese Ströme elektrische Impulse und kann sie von außen messen. Jeder kennt den Begriff EEG, Elektroenzephalogramm. Strom ist Energie, und Energie kann nicht aus dem Nichts entstehen. Aber woher kommt der Strom im Gehirn? Er wird aus chemischen Substanzen hergestellt, die wir lebenslänglich aufnehmen müssen. Wir nennen diese chemischen Substanzen Lebensmittel. Kochsalz, Calcium, die B-Vitamine und viele andere Stoffe sind beteiligt.

Beim Denken muss der Strom von einer Nervenzelle zur nächsten fließen, bis sich alle Nervenzellen für diesen Gedanken zu einem Stromkreis treffen. Dann erst nehmen wir diese Gedanken oder Antworten auf Fragen bewusst wahr.

Zum Verständnis von Störungen im Gehirn noch ein letzter Gedanke. Der Strom kann nicht einfach von Zelle zu Zelle fließen. Er endet an jeder Zelle und wird dort in ein chemisches Signal umgewandelt. Die Übergänge, die Verbindungsstellen zwischen zwei Neuronen kennen Sie unter dem Begriff Synapsen. Dort setzt der Strom chemische Stoffe frei, besser bekannt als Botenstoffe, oder in der Fachsprache Transmitter. Die Transmitter überwinden einen klitzekleinen Spalt zwischen zwei Neuronen, ein Milliardstel Meter, nur ein Nanometer. Die zweite Nervenzelle erkennt die ankommenden Transmitter und stellt dann aus der chemischen Information wieder Strom her, um diesen zur dritten Nervenzelle zu leiten. Und so weiter, und so weiter. Es gibt Aussagen, dass ein Mensch 100 Milliarden Nervenzellen haben soll und manche der Nervenzellen wiederum bis zu 2 000 Verknüpfungen = Synapsen mit anderen Nervenzellen haben.

Altern ist auch im Gehirn nicht nur Abbau. Wesentliche altersbeständige Fähigkeiten mit großem Nutzwert für den Alltag können sich verbessern:

- Wissensumfang
- praktische Urteilsfähigkeit
- Zurechtfinden in alltäglichen Lebenssituationen
- Unterscheidungsvermögen zwischen Wesentlichem und Unwesentlichem

Es gibt aber auch weniger altersbeständige Fähigkeiten, wie

- Gedächtnis und Merkfähigkeit
- geistige Wendigkeit – die Entscheidungsfreudigkeit nimmt drastisch ab
- Umstellungsfähigkeit – es gibt Überforderungsgefühle in bisher bewältigten Situationen
- abstrakt-logisches Denken

- psychomotorische Geschwindigkeit – die Stromimpulse aus dem Gehirn an den Bewegungsapparat können sich verlangsamen, weshalb Bewegungen langsamer werden, messbar an der Geschwindigkeit von Reflexen. Das erhöht die Sturzgefahr im Alter.

Unangenehm für die Mitmenschen sind Verkalkungen im präfrontalen Cortex. Einfach ausgedrückt ist es der Teil des Gehirns, der direkt hinter der Stirn liegt. Der präfrontale Cortex gilt als Sitz der Persönlichkeit und steuert ganz maßgeblich das Verhalten. Wenn diese Region altert und nicht mehr zuverlässig die angemessenen Verhaltensimpulse erzeugt, verlieren Menschen ihre emotionale Stabilität. Gefühle brechen ungebremst hervor, Tränenausbrüche und Wutausbrüche wegen Nichtigkeiten sind dann nicht selten. Herr Paulsen wird von seinen Nachbarn nicht gemocht. Wegen jeder Kleinigkeit regt er sich auf, beschimpft und beleidigt munter drauflos. Er schlägt sogar manchmal mit dem Gehstock nach Kindern, wenn sie vor der Haustür spielen. Während alle anderen an seinen Vorwürfen und Unterstellungen leiden, hat Herr Paulsen seine Wutausbrüche längst vergessen. Er würde von sich behaupten, er sei ein ganz friedliebender Mensch. Will man diesen Widerspruch verstehen, muss man Menschen beim Feiern beobachten, wenn viel Alkohol getrunken wird. Alkohol beeinflusst genau diesen präfrontalen Cortex und erschwert das angemessene Verhalten der Gäste. Kennt jeder, dass man sich über alkoholisierte Menschen schon aufgeregt hat. Nur mit dem Unterschied: Alkohol wird wieder abgebaut, die Verkalkung bei Herrn Paulsen aber bleibt.

Vergesslichkeit ist keine Krankheit

Vergesslichkeit ist keine Demenz! Vergesslichkeit gehört zum normalen Altern, die Demenz hingegen ist ein schweres Krankheitsbild, welches auch Vergesslichkeit umfasst. Viel zu schnell und manchmal auch vorwurfsvoll wird alten Patienten oder alten Eltern eine Demenz angedichtet, obwohl sie einfach nur vergesslich sind (siehe Seite 181).

Wenn wir Vergesslichkeit verstehen wollen, müssen wir zunächst das Gedächtnis verstehen.

Vergessen kann ein Mensch nur, was schon im Gedächtnis drin war. Nicht jede Information, die uns erreicht, erreicht auch das Großhirn, also das Gedächtnis. Das Gehirn hatte schon einen Spamfilter, als es E-Mails noch gar nicht gab! Diese Stelle mitten im Gehirn heißt Thalamus und wird als Tor zum Bewusstsein beschrieben. Ich nenne ihn gern die Vorzimmerdame des Bewusstseins. Sämtliche Reize, die unsere Sinnesorgane, Schmerzrezeptoren, Gelenkrezeptoren und Eingeweiderezeptoren an das Gehirn leiten, müssen den Thalamus passieren. Dieser sortiert alles aus, was von ihm als nicht-so-wichtig-für-den-Chef eingestuft wird.

Informationen, die den Filter jedoch passieren, gelangen in das Gedächtnis. Oft hängt das Abspeichern neuer Informationen dabei von unserer Motivation ab. Was uns nicht interessiert oder nicht gebraucht wird, vergisst man schneller. Die jeweilige Stimmung, also die Emotionen, beeinflussen sehr stark die Aufnahme in das Langzeitgedächtnis. Letztendlich hängt unser Abspeichern ins Langzeitgedächtnis auch davon ab, wie unsere Aufnahmefähigkeit ist. Übermüdung oder Fieber erschweren die Aufnahme. Im Alter fordert auch der Leistungsabbau der Sinnesorgane deutlich größere Anstrengungen, um die Reize der Umwelt wahrzunehmen. Deshalb sind Lese- und Hörhilfen so wichtig für ein starkes Gehirn.

Vergessen können Sie selbstverständlich auch bereits gespeichertes Wissen, das kennt jeder. Aber keine Angst, es ist noch alles drin im Gehirn, Sie finden es nur nicht wieder! Die Ablage im Moment des Abspeicherns war unlogisch, und jetzt findet der beschriebene Stromkreis die Einzelteile nicht mehr. Wie im Alltag gilt auch für das Gedächtnis: Ordnung ist das halbe Leben. Ich staune oft, wie lange sich mein Gehirn unbewusst noch mit der Suche nach einem bestimmten Begriff oder Namen beschäftigt, wenn ich selbst schon gar nicht mehr daran denke. Manchmal fällt es mir Stunden später ein. Der Name war natürlich noch drin im Gedächtnis, der Strom musste nur zu lange die verstreuten Puzzleteile zusammensuchen. Fitness fürs Gehirn heißt demzufolge auch, Ordnung beim Einprägen herzustellen. Das kann man in jedem Alter lernen.

Fitness fürs Gehirn

Ein gut funktionierendes Gehirn braucht

1. eine gute Durchblutung
2. ausreichende Zufuhr der richtigen Lebensmittel/Nährstoffe
3. intakte Strukturen, also gesunde Stromkabel, gesunde Nervenzellen, gesunde Synapsen

Alle drei Faktoren können durch das normale Altern in ihrer Funktion beeinträchtigt werden. So können Gefäße verkalken, das Verdauungssystem nicht mehr ausreichend Nährstoffe resorbieren und feinste Zellstrukturen beschädigt sein. Alle drei Faktoren sind aber Voraussetzungen für ein erfolgreiches Gedächtnistraining.

Gedächtnistraining mobilisiert die Synapsen

Schlechte Nachricht für alle Fans von Kreuzworträtseln – diese sind kein Gedächtnistraining. Es werden nur bekannte Begriffe abgerufen, das Gehirn wird nicht besonders gefordert. Trotzdem hat das Lösen von Kreuzworträtseln gute Effekte. Der aktive Wortschatz bleibt länger erhalten.

Wer sich für Gedächtnistraining entscheidet, muss wissen, dass ein Kurs nur nützt, wenn man danach allein und regelmäßig weitermacht. Die professionelle Anleitung zur Rückenschule nützt auch nur etwas, wenn die Übungen nach dem Kurs konsequent fortgeführt werden. Ein Kurs Gedächtnistraining kann Sie aber gut heranführen an Übungen, kann Ihnen verschiedene Trainingsmodelle vorstellen und Quellen nennen für weitere Übungen und Anleitungen. Ein Kurs kann Lust auf mehr machen, denn ein aktiviertes Gehirn will denken.

Eine sechswöchige Studie unter Beteiligung der Alzheimer's Society in Großbritannien an 11 430 Personen bestätigte die Vermutung, dass Gedächtnisspiele allein nicht viel bewirken. Wichtiger ist es, das Gehirn durch so viele Aktivitäten wie möglich auf Trab zu halten. (30)

Über das Lösen von Sudoku wird berichtet, dass es für Gedächtnistraining gut geeignet ist, da immer wieder neue Kombinationen gefunden werden müssen. Außerdem ist es eine gute Konzentrationsübung.

Hervorragend geeignet für Gehirntraining ist Schachspielen. Es fördert abstraktes und komplexes Denken.

Ich empfehle Ihnen gern die Arbeit mit stummen Karten, auch Umrisskarten genannt. Im Internet brauchen Sie nur den Begriff einzugeben, schon werden kostenlose Karten angeboten, zum Beispiel die Länder Europas, Flüsse beliebiger Regionen, Hauptstädte der Welt usw. Diese Übungen erhöhen spielerisch Ihr Allgemeinwissen und Ihr räumliches Vorstellungsvermögen. Wunderbar geeignet für Wettbewerbe mit den Enkelkindern.

Jeden Tag ein Gedicht lernen – das soll dem Gedächtnis sehr helfen! Es setzt zwar eine ganze Portion Disziplin und Ausdauer voraus, macht Sie aber zu einem bewunderten Gast auf jeder Familienfeier!

Mit der Mnemotechnik lernt man, sich selbst Eselsbrücken zu bauen. Das Wort *mnemo* setzt sich zusammen aus *mnémē* = Erinnerung und *téchnē* = Kunst, Fertigkeit. Es steht also für Gedächtniskunst. Manche Eselsbrücken haben andere schon für uns erdacht. Ein Beispiel: Zählen Sie so schnell es geht alle Planeten in der richtigen Reihenfolge im Abstand von der Sonne auf. Können Sie das? Merkur–Venus–Erde–Mars–Jupiter–Saturn–Uranus–Neptun–Pluto. Die Eselsbrücke ist folgender Spruch: »Mein Vater erklärt mir jeden Sonntag unsere neun Planeten.« Dabei steht jeder der Anfangsbuchstaben für einen Planeten mit diesem Anfangsbuchstaben. (31) (In der Fachwelt gibt es seit 2006 Diskussionen, ob Pluto ein Planet ist oder nicht. Es gibt beide Antworten, eine Einigung ist offenbar nicht in Sicht.)

Probieren Sie doch selbst einmal eine Mnemotechnik aus, in der die Eselsbrücke eine Geschichte ist.

1. Lassen Sie jemanden 20 verschiedene Begriffe auf einen Zettel schreiben. Die Wörter sollen in zwei Reihen à zehn Wörtern untereinanderstehen.

2. Jetzt sehen Sie sich den Zettel an und gehen Begriff für Begriff in Ruhe durch. Einprägen.

3. Zettel weglegen, so viele der Begriffe aufschreiben, wie Sie erinnern. Sie werden enttäuscht sein, viel ist es nicht.

4. Die 20 Wörter wieder ansehen und stumm, aber konzentriert, Wort für Wort in eine ausgedachte Geschichte packen, dabei immer bildlich vorstellen.

5. Geschichte so oft stumm wiederholen, bis Sie alle 20 Begriffe nacheinander aufsagen können.

6. Sagen Sie dann diese Geschichte immer mal wieder auf. Selbst nach mehreren Tagen werden Sie die 20 einzelnen Begriffe noch fehlerfrei aufsagen können, obwohl sie für Außenstehende keinen inhaltlichen Zusammenhang ergeben. Man wird Sie bewundern!

7. Zum Üben der Methode sind es zufällige Wortlisten, von denen Sie im Alltag keinen Nutzen haben. Aber wenn Sie diese Methode mögen und trainieren, werden Sie den Nutzen schnell erkennen. Straßennamen, Haltestellen, Einkaufslisten, Termine und vieles mehr lässt sich in Sekundenschnelle aus dem Gedächtnis abrufen.

Im Internet stehen unterschiedlichste Trainingsangebote zur Verfügung, viele auch kostenlos. Schnell spürt man, ob die Ausdauer und das Interesse für ein tägliches Training am Computer ausreichen und ob dieses den eigenen Ansprüchen genügt. Erste Informationen für Anfänger finden sich auf den Seiten des Bundesverbandes für Gedächtnistraining: *www.bvgt.de*

Bewundern Sie manchmal Gedächtniskünstler im Fernsehen? Das ist Ergebnis harter Arbeit. Einer dieser Künstler hat im Interview berichtet, dass er jeden Tag bis zu vier Stunden nichts anderes als Gehirntraining macht.

Gedächtnis wird heute in vier Gruppen eingeteilt:

1. Das Prozessgedächtnis
2. Das Episodengedächtnis
3. Das Faktengedächtnis
4. Das assoziative Gedächtnis

Einer beherrscht dieses Gedächtnis besser, der andere jenes. Gehirne sind sehr individuell.

1. Das Prozessgedächtnis speichert Handlungsabläufe. Zum Beispiel Ankleiden, Essen kochen, Körperpflege, Einkaufen gehen. Die gute Nachricht lautet: Das Prozessgedächtnis kennt keine Vergesslichkeit. Alle mühsam erlernten automatisierten Bewegungsabläufe, wie Gehen, Rad fahren, Schwimmen, Zähneputzen, mit Besteck essen, Auto fahren und anderes, werden nach dem Erlernen im Kleinhirn abgespeichert. Das Kleinhirn vergisst nichts, nur im Krankheitsfall.
2. Menschen mit einem guten Episodengedächtnis können unendlich viele Geschichten aus ihrer Biografie erzählen, die andere längst vergessen haben. Sie sind gute Unterhalter bei Klassentreffen und Familienfeiern, es wird mit ihnen nie langweilig.
3. Das Faktengedächtnis nennt man auch enzyklopädisches Gedächtnis. Wer es besonders trainiert hat, ruft Fakten, Telefonnummern, Geschichtszahlen, Formeln,

Liedtitel, Olympiasieger und vieles mehr wie ein Lexikon ab. Diese Menschen wirken dadurch besonders klug, oft beneiden wir sie um ihr Wissen.

4. Das assoziative Gedächtnis nutzt die oben beschriebenen Eselsbrücken und den Knoten im Taschentuch. Zum assoziativen Gedächtnis gehört auch das Geschmacksgedächtnis. Geschmack ist immer mit Assoziationen verbunden, mal Erinnerungen an besonderen Genuss oder besonderen Ekel, mal an Omas Weihnachtsplätzchen oder an verdorbene Lebensmittel. Deshalb vergisst auch das Geschmacksgedächtnis nichts. Der Geschmack kann sich im Alter verändern, aber darüber später mehr (siehe Seite 154).

Lebensmittel sorgen für ausreichend Strom

Gelegentlich lese ich in der Werbung den Begriff Brainfood = Hirnnahrung. Gemeint sind damit Lebensmittel, die wichtige Nährstoffe für unser Gehirn enthalten. Wir brauchen zum Denken und Erinnern vor allem B-Vitamine, Kalium, Calcium, Kochsalz und Kohlenhydrate. Sie erinnern sich, das Gehirn braucht Strom und muss diesen aus Lebensmitteln herstellen. Wer unter Vergesslichkeit leidet, kann zunächst mit kleinsten Zwischenmahlzeiten experimentieren, z. B. ein kleines Glas Cola oder eine Traubenzucker-Tablette zu sich nehmen. Wem das nichts nützt, der kann seine Ernährung kritisch prüfen oder durch eine Ernährungsberatung prüfen lassen.

Wer zu depressiven Verstimmungen neigt, kann mit Lebensmitteln experimentieren, die viel Tryptophan enthalten. Käse, Quark, Geflügel, Fleisch, Fisch, Hülsenfrüchte, Haferflocken, Weizenkeime, Nüsse, vor allem Cashewkerne, gehören dazu. Tryptophan ist eine Aminosäure, die zum

Aufbau von Serotonin im Gehirn wichtig ist. Serotonin ist ein Botenstoff, der im Gehirn die Stimmungslage und den Schlaf-wach-Rhythmus reguliert. Eine ausgeprägte Depression lässt sich allerdings durch Lebensmittel nicht heilen.

Bewegung erhöht die Hirndichte

Der Einfluss von Bewegung auf die Gesundheit und das Wohlbefinden gehört zum Allgemeinwissen. Das bedarf keiner weiteren Argumentation. Aber dass bestimmte Bewegungen unser Gehirn positiv verändern können, das ist schon weniger bekannt. Alle Bewegungen, die Feinmotorik, Gleichgewicht und Koordination fordern und fördern, bringen bis ins hohe Lebensalter eine messbare Zunahme der Hirndichte. Die Forschung nennt den Prozess des ständigen Hirnumbaus »Plastizität des Gehirns«.

Die Hirndichtemessung misst den Zustand der weißen Substanz. Weiße Substanz besteht im medizinischen Sprachgebrauch aus Neuriten, Axonen und Dendriten. Das sind die Stromkabel, welche die Verbindungen zwischen allen Nervenzellen, die man graue Substanz nennt, erst möglich machen.

Um den Aufbau neuer Nervenfasern und Synapsen anzuregen, müssen es neue Bewegungen sein, die das Gehirn noch nicht kennt. Nur dann werden neue Nervenfasern gebildet, wenn das Gehirn etwas lernen muss.

• Hervorragend geeignet sind alle Gleichgewichtsübungen. Etwa morgens beim Zähneputzen mit geschlossenen Augen auf einem Bein stehen. Es kann Wochen dauern, bis das Gehirn diese Balance sicher beherrscht. In diesen Wochen werden aber neue Stromkabel und Synapsen gebildet – das ist ja das Ziel der Übung!

- Oder auf den Boden ein Springseil oder eine Wäscheleine legen, dann barfuß mit geschlossenen Augen darauf gehen. Sie werden es nicht einen Meter schaffen, versprochen! Zu meiner großen Überraschung hat ein 20-jähriger Praktikant diese Übung im ersten Versuch und ohne alle Schwankungen geschafft. Da war sie wieder, die Erkenntnis: Das Gehirn altert.

- Vertauschen Sie beim Essen einmal Messer und Gabel, putzen Sie die Zähne mal mit der anderen Hand, schreiben Sie den Einkaufszettel mit der linken Hand.

- Oder lernen Sie Jonglieren mit drei Bällen. Das fordert unser Gehirn richtig. Beim Jonglieren sind ganz verschiedene Fähigkeiten gefordert: Sehen–Denken–Bewegen–Kontrollieren–Koordinieren–Fühlen und mehr. Jonglierbälle sind nicht teuer, etwa 8 Euro pro Ball.

- Täglich zehn Minuten handschriftliches Schreiben ist auch Hirntraining: Denken–Sehen–Arm und Hand feinmotorisch bewegen–Kontrollieren. Eine komplexe Anforderung für das Gehirn, wunderbar.

- Auch Balancieren auf einem Balancierbrett oder Balance Pad hat diesen fördernden Effekt für das Gehirn, letztendlich für die Gedächtnisleistung. Ein Balance Pad ist ein 6 cm dickes Kissen aus ganz bestimmten Materialien. Ein Sofakissen erfüllt den Zweck leider nicht. Auf dem Balance Pad zu stehen zwingt das Gehirn zur permanenten Steuerung der Gleichgewichtsmuskulatur, vor allem der tief liegenden kleinen Muskeln. Auch das ist Hirntraining pur und lässt sich ganz nebenbei erledigen, selbst beim Fernsehen.

- Sie können sogar ein neues Musikinstrument spielen lernen, um Ihre Gehirnleistung zu verbessern. Beispielsweise ist das Erlernen des Mundharmonikaspiels leicht und auch ohne Notenkenntnis und Fingerfertigkeit möglich. Das Spiel erfordert Erinnern an bekannte Melodien–Mit den Lippen und sanfter Atmung die Töne finden–Mit dem Gehör prüfen–Die nächsten Töne suchen und so weiter. Die feinen Bewegungen der Lippen und das gleichzeitige Hören sind die großen Herausforderungen für das Gehirn.

Studienteilnehmer gesucht
Das Max-Planck-Institut für Bildungsforschung in Berlin sucht ständig Studienteilnehmer von Jung bis Alt, u. a. auch für Gedächtnis- und Gehirnforschung:
www.mpib-berlin.mpg.de/forschung/studienteilnahme

Was Körpersignale bedeuten

Leben bedeutet Veränderung. Unvermeidbar, unumkehrbar. Manche Veränderungen genießen wir, andere bemerken wir kaum, manche mögen wir nicht. In einer Ära, in der es ein Kompliment ist, man sehe viel jünger aus, als man ist, schätzen wir die normalen alterstypischen körperlichen Veränderungen weniger. Es gibt und gab aber Kulturen, in denen es als erstrebenswert galt, älter auszusehen, um mehr Ansehen zu genießen. In Deutschland vor gut 120 Jahren sollen junge Männer sich bemüht haben, ihren Vätern in Kleidung, Bart und Gestus nahezukommen. Heute ist es eher umgekehrt.

Das biologische/körperliche Altern ist ein ebenso individueller Prozess, wie es das soziale und psychische Altern ist. Welchen Anteil dabei die Gene spielen, welchen Anteil Lebensstil und Umwelt haben, wird in der Alternsforschung nicht einheitlich beantwortet (siehe die zwei Konzepte Programmtheorie und Verschleißtheorie, Seite 24). Sie können das Alter fit und lebensfroh oder vergrämt und kränklich gestalten. Es ist ein Unterschied, ob jemand wirklich chronisch krank ist oder nur altersgemäße Befindlichkeitsstörungen ohne Krankheitswert hat. Glückliches Altern heißt deshalb, normale Veränderungen an sich zu akzeptieren. Was aber sind normale Veränderungen, und welche Körpersignale sind Vorboten einer krankhaften Altersveränderung? Beginnen wir den Ausflug in die unvermeidbaren körperlichen Veränderungen im Alternsprozess mit dem Nachdenken über unser Körpergewicht.

Übergewicht? Und es sind doch die Hormone!

Immer wieder begegne ich älteren Frauen, die durch eine Topfigur und gute Körperhaltung auffallen. Beneidenswert. Spreche ich diesen hübschen Frauen dann ein Kompliment aus, nehmen sie es oft nicht an. »Nein, schlank war ich mal, aber jetzt doch nicht mehr. Seit einigen Jahren kann ich machen, was ich will, ich habe vier Kilo zugenommen, und natürlich an den falschen Stellen. Und wenn ich abnehme, auch immer nur an den falschen Stellen.« Meine Antwort irritiert zunächst: »Sie sollten sich jeden Morgen vor den Spiegel stellen und sagen ›Danke, lieber Körper. Danke, dass du klüger bist als meine Eitelkeit.‹«

Diese Fettzellen an Bauch und Hüfte haben nämlich eine enorm wichtige Funktion für die Gesundheit von Frauen nach der Menopause. Sie schützen uns vor Osteoporose. Das Hormon Östrogen wird darin gespeichert, wenn es nicht mehr in den Eierstöcken produziert wird, sondern nur noch in geringen Dosen in der Nebennierenrinde. Und dieses weibliche Hormon braucht genau diese ungeliebten Fettzellen an Bauch, Beinen, Po. Sehr dünne Frauen sind nachweislich häufiger von Osteoporose betroffen als diejenigen mit etwas Fett auf der Hüfte. Hier sind aber nicht zehn Kilo und mehr Übergewicht gemeint.

Das männliche Hormon Testosteron wird in den Zellen der Hoden und in geringen Mengen auch in der Nebennierenrinde produziert. Auch dieses Hormon braucht Fettzellen als Speicherort. Männliche Fettzellen wachsen allerdings verstärkt im inneren Bauchbereich, liegen hinter dem Bauchmuskel und hinter den querverlaufenden Sehnenplatten. Dadurch bleibt der männliche Bauch straff, selbst mit vielen Kilos zu viel. Die benannten Fettzellen der Frauen liegen hingegen direkt unter der Haut und werden deshalb Unterhautfettgewebe genannt. Da Haut nicht die Haltekraft der Muskeln und Sehnen hat, senkt sich der frauliche Bauch im Alter ab.

Natürlich gibt es neben diesen hormonell bedingten kleinen Veränderungen der Körperform auch das normale Übergewicht. Zwei Gründe sind sicher auch Ihnen bekannt. Zum einen verlangsamt sich der Stoffwechsel im Alter, und der tägliche Energiebedarf sinkt deutlich. Zum anderen bewegen sich viele Menschen beim Älterwerden weniger und essen aber weiter wie in jüngeren Jahren. Sicher gibt noch viele andere Gründe für Gewichtsprobleme, jeder kennt seine eigene Ausrede. Tatsache ist dennoch: Wer zu viel wiegt, führt seinem Körper mehr Energie zu, als dieser verbraucht. So einfach ist das. Und gleichzeitig fällt der Verzicht in unserer Überflussgesellschaft mit all ihren Verführungen und Verfügbarkeiten so schwer.

Zwei Auslöser für Essattacken will ich kurz erläutern, Glutamat und Süßstoffe. Kennen Sie das Problem mit den Chips? Einmal in die Tüte gegriffen, und man kann nicht aufhören? Gegen alle Vernunft? Glutamat ist der Übeltäter, es ist ein Geschmacksverstärker, der das Hormon Leptin anregt. Und Leptin signalisiert dem Gehirn Hunger. Sie sind also nicht willensschwach, Ihr Gehirn verhält sich ganz normgerecht. Wer Hunger hat, sollte essen, aber dass Chips zu viele Kalorien in den Körper bringen, registriert das Gehirn in dem Moment nicht. Glutamat kennen wir als den typischen Geschmacksstoff asiatischer Gerichte, es wird in vielen Fertiggerichten eingesetzt. Im Mund soll es eigene Geschmacksrezeptoren für Glutamat geben, zusätzlich zu den uns bekannten für süß, sauer, salzig und bitter. Glutamat kann Tinnitus verstärken, was Betroffene wissen sollten.

Süßstoffe, speziell die synthetisch hergestellte Fructose, stehen im Verdacht, die Ursache für extreme Gewichtszunahme zu sein. Falls Sie bewusst ein Produkt mit der Aufschrift »zuckerfrei« kaufen, kann dennoch Fruchtzucker (Fructose) enthalten sein. Der Stoff muss nicht als Zucker deklariert werden. Außerdem liefern viele Süßstoffe die gleiche Energie wie der übliche Haushaltszucker, es lohnt sich folglich nicht, diese Produkte zum Abnehmen einzusetzen.

Abschließend noch eine gute Nachricht: Eine Studie an der Uniklinik Kopenhagen hat Daten von 100000 Menschen verglichen und ist zu einem überraschenden Ergebnis gekommen. Statistisch gesehen hatten in dieser Studie Menschen mit einem BMI von 27 die höchste Lebenserwartung. (32)

Body-Mass-Index
So berechnen Sie Ihren BMI:
Körpergewicht in Kilogramm, geteilt durch Körpergröße in Metern zum Quadrat
Körpergewicht = 75 kg, Körpergröße 1,68 m
Rechnung: $75 : 1{,}68^2 = 75 : 2{,}82 = 26{,}6$
BMI = rund 27
Auf den Seiten des Deutschen Instituts für Ernährungsforschung Potsdam-Rehbrücke finden Sie weitere wertvolle Informationen zu Forschung und Selbsttesten:
www.dife.de

Wie kommt die Torte auf die Hüfte?
Auch durch Insulin!

Torte ist zunächst nichts anderes als ein Gemisch aus Fetten, Eiweißen, Kohlenhydraten, Geschmacksstoffen und Farbstoffen. Aus Kohlenhydraten wird Glucose, die jede unserer Zellen als Energiequelle zum Leben braucht. Ein Zuviel an Glucose kann über viele Stoffwechselprozesse auf der Hüfte landen. Nicht Fett allein ist der Dickmacher. Was es mit der Glucose auf sich hat, werde ich jetzt erläutern. Stellen Sie sich Glucose bildlich als eine einzelne Perle einer sehr, sehr langen Perlenkette vor. Zwei verbundene Perlen dieser Kette nennen wir Zucker, viele verbundene Perlen nennen wir Stärke oder Kohlenhydrate. Eine einzelne Perle nennen wir auch Traubenzucker = Glucose = Blutzucker. Ein Molekül, drei Namen.

Zucker ist nicht gleich Zucker

Ganz exakt nennt man Glucose einen Einfachzucker, davon gibt es auch noch Fructose und Galactose. Es sind also drei verschiedene Perlen auf der erwähnten Perlenkette. Zucker kennen wir als Saccharose = Glucose + Fructose, als Lactose (Milchzucker) = Glucose + Galactose, als Maltose (Malzzucker) = Glucose + Glucose.

Zurück zur Torte. Der Zucker und das Mehl der Torte sind Kohlenhydrate und werden zunächst verdaut. Verdauung ist nichts anderes als Verkleinerung der Nahrung. Das heißt, die lange Perlenkette wird Schritt für Schritt durch Kauen und Enzyme zerschnitten, bis aus Mehl und Zucker nur noch Glucosemoleküle im Dünndarm vorliegen. Glucosemoleküle sind nun klein genug, um den Darm zu verlassen und in die Blutbahn aufgenommen zu werden. Und ab jetzt heißt Glucose Blutzucker. Hier endet die Verdauung, der Stoffwechsel beginnt. Der Weg zur Hüfte ist noch sehr weit! Der Blutzucker wird durch alle Blutgefäße des Körpers mitgenommen, die vielen Einzelperlen schwimmen an Tausenden Zellen vorbei, die vielleicht dringend auf Nachschub an Glucose als Energielieferant warten. Aber die Glucose-Perlen schwimmen vorbei. Jetzt kommt das Insulin ins Spiel. Die Aufnahme der Glucose in die Zellen ist ohne Insulin nicht möglich. Insulin ist der Türöffner der Zellen, sodass diese die dringend benötigte Glucose aus dem Blut überhaupt aufnehmen können. Ohne Insulin lassen Zellen die Glucose nicht rein. Ohne Insulin kann Glucose die Blutbahn nicht verlassen, und so steigt mit jeder Mahlzeit der Blutzuckerspiegel weiter an. Gleichzeitig verhungern die Zellen, die keine Glucose bekommen. Jetzt schaltet der Körper einen anderen Mechanismus an. Das Fettdepot des Körpers wird abgebaut. Über Umwege – hier kommt der Begriff der Ketone ins Spiel – werden Fette in den Zellen in Glucose umgewandelt. Liest sich gut, die Hüfte wird schmaler. Leider sinkt dadurch nicht der Blutzuckerspiegel, der steigt mit jedem Essen bedrohlich weiter an. Deshalb müssen Diabetiker regelmäßig Insulin spritzen, um den Blutzuckerspiegel im Normbereich zu halten und den Zellen die Chance auf den begehrten Stoff Glucose zu geben.

So kommt die Torte allerdings nie auf die Hüfte, sie wird ja bei dieser Beschreibung schmaler. Es muss also noch etwas anderes im Körper passieren.

Ein wenig benanntes, aber wohl weitverbreitetes Phänomen ist im Gegensatz zum eben beschriebenen Mangel ein *Über-*

Zuckerschock oder Zuckerkoma

Hat ein Diabetiker irrtümlich eine zu hohe Dosis Insulin gespritzt oder plötzlich eine unerwartete seelische oder körperliche Belastung, kann der Blutzucker so stark absinken, dass es zur sogenannten Unterzuckerung kommt. Die Vorstufe ist Heißhunger. Wird in diesem Stadium nicht schnell Zucker (Traubenzucker oder süßer Saft) zugeführt, kommt es beim Diabetiker zur lebensbedrohlichen Bewusstlosigkeit, in diesem Fall Zuckerschock genannt.

Auch ab einem bestimmten *erhöhten* Blutzuckerspiegel fällt der Mensch in eine lebensbedrohliche Bewusstlosigkeit, das sogenannte Zuckerkoma. Der Patient benötigt Insulin, so schnell als möglich. Insulin kann bis heute nicht als Tablette verabreicht werden, es würde im Magen zerstört. Deshalb bleibt nur der Weg über das Spritzen. Insulin in Kapseln zu verpacken ist ein Forschungsprojekt in den USA. Diabetiker, die kein Insulin spritzen, sondern Tabletten einnehmen, erhalten kein Insulin. Beim Typ-II-Diabetes gibt es Vorstufen, die noch ohne Insulin auskommen.

schuss an Insulin. *Zu viel* Insulin im Blut führt zu einem zu schnellen Abtransport der Glucose aus dem Blut in die Zellen. Dadurch sinkt der Blutzuckerspiegel schneller als normal – wir nennen es Unterzuckerung, die zuerst dem Gehirn schadet. Das Gehirn bekommt dadurch regelrecht ein Notsignal ›sofort essen‹, obwohl der Verstand weiß, ›genug gegessen‹. Der Mensch fühlt einen heftigen Heißhunger und isst. Gegen seine guten Vorsätze. Der dauernde Insulinüberschuss kann angefuttert sein. Als Folge von jahrelangem überdurchschnittlich hohem Verzehr von Süßwaren und Kuchen kann die Bauchspeicheldrüse ihre Fähigkeit zur punktgenauen Insulinausschüttung verlieren und zu viel produzieren. Das ist das Gegenstück des Diabetes, manchmal auch Prädiabetes genannt. Der Mensch hat dadurch immer mehr Hunger, als der Körper an Nahrung braucht. Aus diesem ständigen Überangebot an Kohlenhydraten kann der Körper über viele Umwege Fette herstellen, die in Fettzellen gespeichert werden. Jetzt endlich – oder schon? – ist die Torte auf der Hüfte.

Im Faltenreich

Falten – das ewige Thema! Im Alter von 20 Jahren konnte ich 50-Jährige nicht verstehen, wenn sie über erste Falten klagten. Für mich war es vollkommen normal, dass man mit 50 eben so aussieht. Was ist schon dabei? Nun, Sichtweisen ändern sich, wenn man selbst dran ist. Schon manchmal habe ich morgens beim Blick in den Spiegel gedacht: »Nein, bitte nicht, noch nicht jetzt.« Aber leider ist dem so, mit zunehmenden Jahren altert auch die Haut – fast immer das erste sichtbare Zeichen des Alters. Obwohl sich Hautzellen durchschnittlich alle vier Wochen erneuern, erhält diese Verjüngung der Zellen nicht unsere frühere glatte und straffe Haut. Die elastischen Fasern, das Hautfett und das Bindegewebe sind an der Faltenbildung beteiligt. UV-Strahlung und andere Einflussfaktoren hinterlassen ihre Spuren. Besonders betroffen sind exponierte Körperstellen wie Gesicht, Hals, Dekolleté und Hände. Kosmetische Produkte werden seit Jahrhunderten angeboten, ihre Wirksamkeit kann ich nicht einschätzen. Mal probiere ich dieses, mal jenes, zum Beispiel derzeit Hyaluron-Produkte für Gesicht und Haare. Einmal berichtete mir eine Frau mit wunderbar glatter und frischer Haut im Alter von 62 Jahren, sie nehme seit vielen Jahren Schüßler-Salze aus der Apotheke und schwöre darauf. Ob es bei ihr nun gute genetische Voraussetzungen, Lebensstil oder Schüßler-Salze sind, lässt sich nicht feststellen.

Eine andere Hauterscheinung sind Altersflecken. Es sind harmlose Pigmentablagerungen in der Haut. Melanin-Einlagerungen sind zwar begehrt als Ergebnis eines Sonnenbads, aber nicht als unregelmäßig verteilte Flecken auf der Haut. Ob Altersflecken tatsächlich chronische Lichtschäden sind oder genetische Ursachen haben, ist nicht geklärt. Manche bekommen schon im Alter von Mitte 40 erste Flecken auf dem Handrücken, andere haben selbst mit 90 diese Flecken nicht. Diese Alterserscheinung muss nicht, kann aber behandelt werden. Laserbehandlung, Bleichcremes, chemisches Peeling, Dermabrasion und Kryotherapie werden angeboten. Jede dieser Behandlungen führt zunächst eine Verletzung der Haut herbei, die zu einer Entzündung führt und danach pigmentfrei abheilen muss. Während der Heilung muss die Haut sehr geschont und vor allem wochenlang vor UV-Licht geschützt werden, um nicht bleibende Schäden zu hinterlassen, wie zum Beispiel lokale Hautverdickungen oder hellere Hautstellen statt den vorherigen Altersflecken. Eine Garantie, dass sich nicht neue Altersflecken bilden, gibt es auch nicht.

Interessant ist für mich allerdings die Beobachtung, dass Falten und Altersflecken eher den Träger stören als die Mitmenschen. Bei Alterswarzen und Nagelpilz ist es meist umgekehrt. Der Träger findet sich damit ab, und die Mitmenschen fühlen sich davon eher gestört.

Alterswarzen sind ein ästhetisches Problem, aber gesundheitlich harmlos. Alterswarzen werden nicht durch Viren verursacht und sind deshalb nicht ansteckend. Sie entstehen durch vermehrte Hornhautbildung, und als Ursache gilt eine genetische Disposition als wahrscheinlich. Es gibt mehrere Möglichkeiten, um Alterswarzen zu entfernen. Die Kürettage ist eine mechanische Ausschabung oder Auskratzung, die unter örtlicher Betäubung durchgeführt wird. Bei der Kryotherapie/Vereisungstherapie werden die Warzen mit Flüssigstickstoff vereist. Bei der Lasertherapie werden die Warzen mikrometerweise bis auf die gesunde Haut abgetragen. In jedem Fall kann nur ein Facharzt diese Behandlungen vornehmen. Im Internet habe ich auch eine Reihe von Empfehlungen zur Selbstbehandlung gelesen, die ich nicht bewerten kann. Sie erscheinen mir alle fraglich, deshalb werde ich sie gar nicht erst benennen.

Nagelpilz ist ein richtiges Problem und muss gegenüber den zuvor genannten zwar unschönen, aber unschädlichen Hautveränderungen auf jeden Fall behandelt werden. Nagelpilz heilt nicht von selbst, kann nach und nach alle Nägel befallen und ist übertragbar auf andere Menschen. Vor vielen Jahren habe ich einen alten Mann betreut. Er war Alkoholiker, hatte seine Körperpflege längst aufgegeben und war auf allen zehn Fingern komplett vom Nagelpilz befallen. Dieser Befall ist unübersehbar. Bei jedem Einkauf, beim Ausfüllen von Belegen am Bankschalter oder beim Benutzen von Türöffnern in der Straßenbahn zuckten andere Menschen zurück, weil sie ein Ekelgefühl überkam. Dieser Nagelpilz wäre nur heilbar durch eine langwierige medizinische Behandlung von innen und außen, die für diesen Menschen nicht mehr infrage kam.

Nagelpilz heilt nie von selbst

1. Beginnen Sie bei den ersten Symptomen sofort mit der Behandlung. Je kleiner die befallene Nagelfläche, desto kürzer die notwendige Therapiezeit.
2. Lassen Sie sich in der Apotheke über die verschiedenen Arzneistoffe beraten.
3. Tragen Sie bei Fußpilz Socken im Bett, um die Pilzsporen nicht zu verbreiten.
4. Nehmen Sie zum Abtrocknen der Füße täglich ein kleines frisches Handtuch.
5. Legen Sie diese Handtücher und die getragenen Socken nicht in den gemeinsamen Schmutzwäschekorb, sondern separat. Sie können die Sachen zusätzlich vor dem Waschen in Essigwasser einweichen.
6. Wechseln Sie wöchentlich die Bettwäsche.
7. Sprühen Sie Schuhe und Hausschuhe regelmäßig mit einem geeigneten Hygienespray ein.
8. Gehen Sie so wenig wie möglich barfuß in der Wohnung.
9. Benutzen Sie nicht den gleichen Duschvorleger wie andere Mitbewohner.

Diese Empfehlungen wirken sehr anstrengend. Aber je sorgfältiger Sie diese umsetzen, desto schneller haben Sie das Problem gelöst und schützen Ihre Mitbewohner.

So weit muss es nicht kommen. Nagelpilz ist relativ gut therapierbar, wenn Sie beim ersten Auftreten sofort reagieren. Die Behandlung kann allein zu Hause durchgeführt werden. Sie dauert nur lange, ist etwas umständlich und erfordert tägliche Sorgfalt in der Nagelpflege. Ist ein Nagel bereits komplett befallen, lassen Sie sich auf jeden Fall ärztlich behandeln.

Die Symptome für Nagelpilz können unterschiedlich sein, da es Schimmel-, Hefe- oder Fadenpilze gibt. Sehen Sie gelbe, braune oder weiße Verfärbungen, oder ist der Nagel brüchig, verdickt oder verformt, oder ist er aufgeweicht und lässt sich leicht vom Nagelbett anheben, dann müssen Sie handeln.

Besonders anfällig für Nagelpilz sind Menschen, bei denen Verletzungen an den Füßen, arterielle Durchblutungsstörungen, Diabetes mellitus, geschwächte Immunabwehr oder Mineralstoffmangel bestehen. Auch bei starken Schweißfüßen oder in engem Schuhwerk ist ein Pilzbefall häufiger.

»Er hört nur, was er will«

Szene im Ehealltag:

Sie: »Holst du bitte mal die Milch aus der Küche?«

Er: *Lächelt und reagiert nicht.*

Sie *(jetzt laut, fordernd und ärgerlich)*: »Holst du bitte mal die Milch aus der Küche!«

Er: »Schrei doch nicht immer so, wirst wohl langsam hysterisch, ich bin doch nicht schwerhörig.«

Sie *(verärgert, geht ins Nebenzimmer und flüstert ihrer Tochter zu)*: »Dein Vater wird auch langsam senil. Der hört nur noch, was er will, aber was er nicht hören soll, das hört er immer.«

Er: »Brauchst gar nicht zu tuscheln, ich höre alles.«

Der Ehestreit ist förmlich vorprogrammiert. Für dieses merkwürdige Phänomen gibt es eine anatomische Erklärung, es ist kein böser Wille des Mannes. Es ist eine Form der Innenohrschwerhörigkeit. Im Innenohr, konkret in der Cochlea, befinden sich Tausende Hörhärchen, die sich bewegen, wenn der Schall im Innenohr ankommt. Durch die Bewegung dieser Härchen stellt die dazugehörende Hörzelle Strom her und leitet diesen über ein Stromkabel, wir nennen es Hörnerv, in das Gehirn zum Hörzentrum. Im Hörzentrum wird der Strom entschlüsselt, und das Gehirn erkennt das Geräusch und kann es deuten (siehe Seite 93).

Interessant sind zum Verständnis der merkwürdigen Schwerhörigkeit des Ehemannes folgende zwei Tatsachen: Jedes Hörhärchen reagiert auf einen anderen Ton, und Hörhärchen können im Alter abbrechen. Kein Hörhärchen = kein Strom = keine Information an das Gehirn. Bei diesem Ehemann sind offenbar die Hörhärchen abgebrochen, welche der Stimmlage seiner Frau entsprechen. Genau diese normale Sprechstimme der Ehefrau erzeugt keinen Strom mehr, der Ehemann *kann* es nicht hören. Spricht die Frau dann lauter, reagieren andere Hörhärchen, die nicht defekt sind, und er hört die Worte genauso laut wie andere Menschen. Deshalb wehrt er ab: »Schrei doch nicht so.« Flüstert nun die Ehefrau, reagieren wieder andere noch gut funktionierende Hörhärchen, und der Mann hört das Flüstern so gut wie andere Menschen auch. Nur die normale Stimmlage seiner Frau kann er leider nicht mehr hören. Was für ein Konflikt! Es ist möglich, dass er sich mit der Tochter problemlos unterhalten kann – weil sie eine andere Stimmlage hat und andere Hörhärchen reagieren. Für diese besondere Form von Altersschwerhörigkeit gibt es keine passenden Hörgeräte. Lautes Sprechen hilft nicht, es stört nur und wirkt immer aggressiv. Die Ehefrau sollte künftig bewusst leise mit ihm sprechen, dann wird er sie wieder besser hören. Einen Versuch ist es wert.

Die hier beschriebene Innenohrschwerhörigkeit darf nicht verwechselt werden mit der in unserem Verständnis eher typischen Altersschwerhörigkeit, bei der lautes Sprechen hilft. Deren Ursachen finden sich im Mittelohr. Die darin liegenden kleinsten Knochen des Menschen – Hammer, Amboss und Steigbügel – sind wichtig für die Schallleitung vom Trommelfell zum Innenohr. Diese drei Knochen sind durch Gelenke verbunden und nicht größer als Reiskörner. Trotzdem können auch sie im Alter genau wie große Knochen Osteoporose und Arthrose bekommen und dadurch zerstört werden. Dann wird die Schallleitung erheblich beeinträchtigt bis unmöglich. Bei dieser Schwerhörigkeit hilft lautes Sprechen oder ein Hörgerät. Nur dann besteht die Chance, dass durch den lauteren Schall ausreichend Schalldruck erzeugt wird, der die Knochen noch zum Schwingen bringt und in das Innenohr geleitet wird. Zu den Hörhärchen.

Schwerhörigkeit ist nicht nur ein soziales Problem. Eine Reihe von Untersuchungen der letzten Jahre kommt übereinstimmend zu dem Ergebnis, dass eine Hörminderung mit dem Auftreten einer Demenz verbunden ist. Das gilt insbesondere für Menschen, bei denen die Schwerhörigkeit im Alter zwischen 45 und 60 Jahren auftritt. Nicht für Jüngere und nicht für Ältere. Unklar ist, ob Schwerhörigkeit die Demenz verursachen kann oder ob Schwerhörigkeit und Demenz gemeinsame Ursachen haben. Bis jetzt ist es nur ein auffälliger statistischer Zusammenhang, der weiter erforscht wird. (33)

Die häufigsten Anzeichen einer Schwerhörigkeit sind:

- Probleme, einem Gespräch mit mehreren Personen oder bei lauten Hintergrundgeräuschen zu folgen

- Schwierigkeiten beim Telefonieren
- Überhören des Telefons oder der Türklingel
- Sollten Sie solche Anzeichen bemerken, ist eine Hörprüfung bei einem HNO-Arzt oder Hörgeräteakustiker ratsam.

Bedenken Sie: Je später sich ein schwerhöriger Mensch für ein Hörgerät entscheidet, desto aufwendiger die Anpassung. Hörgeräte gibt es in vielen Preisklassen. Hier gilt nicht: Je teurer, desto besser. Es gilt aber auch nicht, dass teuer nur Geldschneiderei wäre. Das Hörgerät muss zum Träger und zu seinen speziellen Ausfällen passen. Deshalb dürfen Hörgeräte auch über einen gewissen Zeitraum erprobt und mehrmals getauscht werden. Mir hat jemand erzählt, er habe beim Hörgeräteakustiker darum gebeten, vorab keine Preise der vier für ihn geeigneten Geräte zu nennen, um seine Entscheidung nicht von den Kosten beeinflussen zu lassen. Überraschendes Ergebnis: Das erste Gerät passte offenbar so gut zum Träger, dass er es ohne weitere Vergleiche behalten wollte. Es lag in einer mittleren Preisklasse.

Die rote Ampel wird übersehen

Zum gewöhnlichen Alternsprozess gehören Veränderungen der Sehkraft. Das normale biologische Altern des Auges beginnt etwa Mitte 40 mit Schwierigkeiten beim Lesen. Zuerst braucht man mehr Licht dazu, irgendwann werden die Arme immer länger, spätestens dann braucht man eine Lesebrille. Grund ist das Nachlassen der Elastizität der Linse im Auge. Die Linse verändert ihre Form je nachdem, ob wir etwas in der Nähe oder in der Ferne erkennen wollen. Das Sehen in die Ferne ist ein aktiver Prozess, die Linse wird durch Muskeln flach gezogen. Diese Fähigkeit bleibt lange erhalten. Der Wechsel zum Nahsehen hingegen ist passiv und erfordert in Bruchteilen von Sekunden ein Zusammenziehen der Linse zur Kugel. Dazu dienen elastische Fasern, die im Laufe des Lebens ihre Elastizität und Spannkraft verlieren. Die Linse zieht sich nicht mehr bis zur Kugel zusammen, das Lesen kleiner Schrift wird nach und nach unmöglich.

Krankhafte Veränderungen im Auge sind der graue Star und der grüne Star, und sie sind behandelbar. Beim grauen Star (Katarakt) wird die Linse trüb. Sie verschmutzt innerlich. Das Licht kann nicht mehr ungehindert durch das Auge auf die im hinteren Teil liegende Netzhaut gelangen, und das Sehen lässt nach, im schlimmsten Fall bis zur Erblindung. In einer OP kann die alte Linse entfernt und durch eine neue, künstliche Linse ersetzt werden. Diese Operation wird heute selbst bei Hundertjährigen noch durchgeführt. Unbehandelt würde man dem erkrankten Auge einen ausgebildeten grauen Star ansehen. Dort, wo sich unsere kleine schwarze Pupille befindet, hätte dieser Mensch eine große graue Murmel mitten im Auge. Einige von Ihnen kennen diesen Anblick vielleicht von ihrem Hund oder ihrer Katze. Erkrankte Menschen werden heute frühzeitig operiert, sodass wir dieses Stadium nicht mehr sehen.

Der grüne Star (Glaukom) ist lange symptomlos. Nur eine Messung des Augeninnendrucks durch den Augenarzt gibt Auskunft, dass etwas nicht stimmt. Der Druck im Auge erhöht sich, weil das Kammerwasser im Augeninneren nicht richtig abließen kann oder zu viel davon produziert wird. Bemerken Sie bereits dauerhaft schwarze Flecken beim Sehen oder haben Sie eine Gesichtsfeldeinengung, ist der Weg zum Augenarzt dringend notwendig. Es können Anzeichen einer Netzhaut- oder Sehnervenschädigung sein, die durch den erhöhten Augeninnendruck entstehen. Grüner Star führt unbehandelt zur Erblindung. Im Gegensatz zum grauen Star ist ein Glaukom nicht durch eine Operation zu heilen.

So prüfe ich mein Gesichtsfeld

Das Gesichtsfeld des Menschen ist der Bereich, den er sieht, wenn er geradeaus schaut und dabei weder die Position der Augen noch des Kopfes verändert. Das Gesichtsfeld wird im Alter kleiner, was im Straßenverkehr zu Problemen führen kann.

Stellen Sie sich gerade hin, breiten Sie Ihre Arme leicht schräg nach rechts und links aus. Nun führen Sie beide Arme zeitgleich langsam weiter nach vorn oder nach hinten, der Blick bleibt starr geradeaus gerichtet. Sind beide Arme gerade noch sichtbar, wenn die Position von 180 Grad erreicht wird, ist es in Ordnung. Fühlen Sie sich in der Bewertung des Selbsttestes unsicher, lassen Sie ihn von einem Augenarzt durchführen. Er setzt komplexere Übungen ein und kann deshalb eine exakte Aussage treffen. (34)

Eine dritte, häufige Erkrankung des alternden Auges ist zwar weniger bekannt, aber in ihrer Auswirkung besonders dramatisch, weil schwer oder gar nicht behandelbar. Es ist die altersbedingte Makuladegeneration (AMD), eine Störung auf der Netzhaut, genau am Ort des schärfsten Sehens.

Frühsymptome sind die verzerrte Wahrnehmung von Linien, Verblassen von Farben und verschwommenes Sehen.

Ein 76-jähriger Mann erzählte mir, dass er schon einige Jahre vor der Diagnose AMD eine merkwürdige Situation erlebt hat. Er kommt vom Frühschoppen nach Hause und sieht sich das neue Dach seines Hauses an. Die Dachrinne hängt an einigen Stellen durch, was ihn wundert. Am nächsten Tag holt er die Leiter, um sich die merkwürdige Dachrinne anzuschauen. Da ist aber keine Welle mehr zu sehen, alles ist vollkommen in Ordnung. Er denkt für sich: »Meine Güte, hast du wohl gestern doch ein bisschen zu viel getrunken.« Erst einige Jahre später, als die Diagnose per Zufall gestellt wird und die Netzhaut schon sehr beschädigt ist, wird ihm im Arztgespräch bewusst, dass die merkwürdige Dachrinne das erste Symptom der AMD war. Und zum Augenarzt ist er nur deshalb gegangen, weil seine Ehefrau bemerkt hatte, dass er beim Autofahren immer öfter auf Ampeln und Verkehrsschilder zu spät reagierte. Ihm selbst war es nicht bewusst.

Eine AMD entwickelt sich über einen längeren Zeitraum und in jedem Auge unterschiedlich schnell. Sie kann lange unbemerkt bleiben, weil das noch gesunde Auge die Defizite des anderen Auges ausgleicht. Bei dieser Beschädigung der Netzhaut wird der Mensch zwar nicht blind, kann aber immer weniger das sehen, was er gerade ansehen will. Zeitung lesen? Beim Blick auf die Buchstaben sind diese nicht erkennbar. Fernsehen? Beim Blick auf den Bildschirm ist dort nichts erkennbar. Autofahren? Beim Blick auf die Ampel ist diese nicht erkennbar. Banal ausgedrückt: Immer, wo man gerade hinsieht, ist es weg. Der Mensch ist nicht blind, aber erkennen kann er auch nichts mehr.

Eine demenzkranke Frau im Pflegeheim konnte zum Beispiel am Tisch sitzend den Teller vor sich nicht mehr erkennen, aber im Gesichtsfeld waren rechts und links die Teller der Tischnachbarn unscharf wahrnehmbar. Wenn sie dann dorthin griff und den Blick mitnahm, war der Teller plötzlich auch wieder verschwunden, denn immer, wo sie gerade hinsah, war nichts. Verständlich, dass die Tischnachbarn verärgert waren – wer hat schon gern die Hände anderer in seinem Essen? Diese Frau braucht Assistenz beim Essen und so oft wie möglich Fingerfood, oder einfach eine Klappstulle in die Hand.

Bei der AMD gibt es eine feuchte und eine trockene Form. Bei der trockenen AMD veröden die kleinen Blutgefäße hinter der Netzhaut, dadurch fehlen den Sehzellen (das sind auch Nervenzellen) Nährstoffe und Sauerstoff. Sie sterben ab. Eine Therapie gibt es bisher nicht, da weder Blutkapillaren noch Nervenzellen ersetzbar sind. Bei der feuchten AMD kommt es zu kleinen Wucherungen der Blutgefäße hinter der Netzhaut, was auch zum Absterben der Sehzellen führt. Aber diese Form der AMD ist in bestimmten Grenzen behandelbar, wenn die Krankheit rechtzeitig bemerkt wird. Es gibt Hemmstoffe für dieses Gefäßwachstum, welche direkt in das Auge injiziert werden. Spezielle Sehhilfen, Operationen am Auge, Blutverdünner und anderes lassen sich nur im Facharztgespräch diskutieren.

Und ständig tropft die Nase

Schon als junge Krankenschwester habe ich es belächelt, dass alte Menschen immer ein Taschentuch in der Hand hatten und sich ständig die Nase abwischten. Dachte, es sei eine komische Angewohnheit alter Frauen. Dachte es selbst noch im Alter von 55 Jahren. Bis ich plötzlich merkte – zuerst beim Sport –, dass ich ohne Taschentuch in der Hand gar nicht mehr auskam. Ständig tropfte die Nase, ohne Schnupfen, ohne Niesen, ohne Allergie. Einfach so. Auch tränende Augen beim Radfahren, schon auf kurzen Strecken und ohne Wind, gehörten plötzlich dazu. Das Alter schlich sich in mein Leben.

Was passiert da? Die gesunde Nasenschleimhaut produziert ununterbrochen einen Flüssigkeitsfilm, um feucht zu bleiben. Die Feuchtigkeit ist wichtig zur Abwehr von Krankheitserregern, Schadstoffen und Staub. Dieser Flüssigkeitsfilm besteht nicht nur aus Wasser, er enthält unter anderem auch Haftstoffe. Klares Wasser würde immer nach unten auslaufen, könnte nicht haften an den senkrechten Wänden der inneren Nase. Diese Haftstoffe produziert der Körper beim Älterwerden nicht mehr in der gleichen Qualität – der Flüssigkeitsfilm folgt der Schwerkraft und läuft nach unten, als Tropfen an der Nase bemerken wir es dann.

Mit der Tränenflüssigkeit verhält es sich ebenso. Sie schützt das Auge vor schädlichen Einwirkungen. Dieser Hauch von nichts – es werden nur 1,2 Mikroliter pro Stunde produziert – besteht aus drei Schichten. Die innere Schicht enthält einen Haftstoff, darauf folgt eine Schicht Wasser, und die äußere Schicht sind Fettmoleküle. Verändert sich die Qualität der Haftstoffe, tränt das Auge schneller. Sollten Sie starken Tränenfluss entwickeln, sodass Sie ständig das Gefühl trockener Augen haben, sollten Sie zum Schutz Ihrer Augen etwas tun. In der Apotheke werden Sie beraten.

Müdigkeit ist der Schmerz der Leber

Die Leber ist DAS Stoffwechselorgan unseres Körpers. Zeigen sich im Weiß des Auges gelbe Pünktchen, signalisiert die Leber eine erste Überforderung. Schmerzrezeptoren besitzt die Leber nämlich nicht. Alle Nahrung, die wir zu uns nehmen, die im Darm verdaut und nicht ausgeschieden wird, gelangt auf dem Blutweg zuerst in die Leber und wird dort auf Schadstoffe geprüft, für den Weitertransport vorbereitet oder gespeichert. (Nur große Fettmoleküle müssen zunächst durch die Lymphbahn, bevor sie zur Leber kommen.) In den Millionen Leberzellen finden unzählige chemische Vorgänge statt, bei denen auch Wärme entsteht. Die Leber ist »der Ofen« des Körpers. Das Blut wird beim Durchfluss immer wieder auf die Körpertemperatur erwärmt. Deshalb kann der Mensch im Raum bei 20 Grad Celsius dennoch eine Körpertemperatur von 37 Grad Celsius haben. Eine gesunde Leber regeneriert sich ununterbrochen und altert nicht, sie funktioniert ein Leben lang rund um die Uhr zuverlässig. Schadstoffe in hohen Dosen oder Krankheiten sind die Ursachen von Leberfunktionsstörungen. Ist man dauerhaft müde, schlapp, kraftlos, könnte das ein Signal für eine Störung in der Leber sein, die keine Schmerzrezeptoren hat.

Eine bekannte Störung will ich einmal genauer beschreiben: die Fettleber. Fast alle denken bei Fettleber sofort »aha, der trinkt zu viel Alkohol«. Dem ist nicht so. Es gibt eine ganze Reihe weiterer Ursachen, zum Beispiel die Krankheit Diabetes mellitus, Medikamente, Gifte oder Hepatitis. Der Zusammenhang zwischen Diabetes und Fettleber entsteht durch den beim Diabetiker ebenfalls gestörten Fettstoffwechsel. Es können sowohl durch Insulinmangel als auch durch Insulinüberschuss zu viele Fette in die Leber einströmen, die nicht alle gleichzeitig verarbeitet werden können.

Die Fettleber entsteht dadurch, dass die Leberzellen Schadstoffe, zum Beispiel Alkohol, erkennen und zum Schutz des Körpers sofort abbauen wollen. Dieser Abbau hat Vorrang vor anderen Aufgaben der Leberzellen. Da Alkohol und Fette zum Abbau das gleiche Enzym benötigen, wird der Fettstoffwechsel in die Warteschleife geschickt. Die Fette gelangen nicht in die Leberzelle, sondern müssen zwischen den Zellen warten, bis wieder Enzyme frei sind. Wird nun ständig Alkohol zugeführt, wird immer mehr Fett zwischen und später auch in den Zellen gelagert. Die Leber vergrößert sich, wird in der Konsistenz weicher und farblich grauer. Manche Menschen bekommen dann kleine gelbliche Pünktchen in der weißen Bindehaut des Auges. Den Körperzellen fehlen nach und nach diese in der Leber »geparkten« Fette, da sie im Körper dringend gebraucht werden, zum Beispiel für die Produktion von Enzymen, Hormonen, den Aufbau von Nervenzellwänden, die Energiegewinnung und vieles mehr. Irgendwann reagiert der Körper auf diesen Mangel mit Kraftlosigkeit und Müdigkeit. Eine Fettleber kann sich zurückbilden, wenn die Ursache entfällt. Ansonsten ersticken die Leberzellen nach und nach an dem vielen Fett und gehen zugrunde. Die Leber wird kleiner und härter, sie schrumpft, es entsteht die gefürchtete Leberzirrhose, eine vollkommene Vernarbung. Dieser Umbau ist nicht wieder rückgängig zu machen, die Leber versagt nach und nach. Menschen mit Diabetes sind in regelmäßiger ärztlicher Kontrolle, eine Fettleber wird bei ihnen deshalb früher erkannt. Problematisch können Medikamente sein, welche bei chronischen Erkrankungen dauerhaft eingenommen werden müssen. Auch Schmerzmittel und Schlafmittel, die jemand dauerhaft und ohne ärztliche Kontrolle und Rezept einnimmt, können die Leber dauerhaft schädigen.

Die Leber macht's

Alkohol, den die Leberzellen nicht schnell genug abbauen können, verlässt die Leber und gelangt so durch den Blutkreislauf ins Gehirn. Nur deshalb trinken Menschen Alkohol, weil er die Gehirnzellen erreicht und dort etwas bewirkt. Sonst würden alle einfach Wasser trinken. Leider führt dieser beliebte Stoff viel zu oft in die Abhängigkeit, was Gehirn und Körper nach und nach zerstört. Ob ein Mensch viel oder wenig Alkohol verträgt, hängt auch davon ab, welche Mengen an Abbau-Enzymen seine Leber bereitstellt. Je mehr Abbau-Enzym, desto mehr des getrunkenen Alkohols wird in der Leber abgebaut und gelangt nicht ins Gehirn. Vielleicht kennt jeder auch von sich selbst, dass es manchmal Tage gibt, da verträgt man viel Alkohol, und beim nächsten Mal ist man nach dem ersten Glas Wein schon beschwipst.

Ein paar Worte zum Zimt als möglichem Schadstoff für die Leber. (35) Der Ernährungstoxikologe Prof. Dr. Pablo Steinberg hat bei einem geringen Prozentsatz der Menschen Leberschäden durch übermäßigen Zimtverzehr festgestellt. Es geht konkret um den Stoff Cumarin. Da Cumarin in der Medizin zur Durchblutungsförderung der Venen verwendet wird und Zimtkapseln zur Senkung des Cholesterinspiegels beworben werden, können offenbar bei Menschen mit einer bereits geschwächten Leber Probleme auftreten. Wer bereits medizinisch begründet Cumarin zu sich nimmt, sollte beim

Kochen und Backen sparsamer mit Zimt umgehen, vor allem in der Weihnachtsbäckerei. Ceylon-Zimt enthält deutlich weniger Cumarin als der meist verwendete, aber billigere Cassia-Zimt aus China.

Noch Genuss oder schon Sucht?

Das Leben genießen? Ja, das Leben genießen. Aber die Grenze zwischen Genuss und Abhängigkeit, zwischen Genuss und Suchtverhalten, verläuft oft fließend. Manchmal entsteht Abhängigkeit schon nach kurzer Zeit, manchmal konnte man jahrzehntelang genießen, und plötzlich war dann doch eine Sucht entstanden. Es gibt keine Prognose, wer wann was und wie viel zu sich nehmen oder tun kann, bevor eine Sucht entsteht. Sucht ist ein Thema für alle Lebensalter, obgleich sich die Art der konsumierten Substanzen teilweise ändert. Alkohol, Medikamente und Nikotin sind die wesentlichen Suchtstoffe im Alter. Was genau bei einer Sucht im Gehirn passiert, warum manche Stoffe abhängig machen und andere nie, lässt sich am Beispiel von Nikotin am besten erklären.

Die Krankheit Abhängigkeit
In Medizin, Psychiatrie, Psychologie und Sozialer Arbeit spricht man von Abhängigkeit, speziell vom Abhängigkeitssyndrom für substanzgebundene Abhängigkeiten. Die Vermeidung des Begriffes Sucht soll die Stigmatisierung Erkrankter vermeiden und darauf aufmerksam machen, dass es sich um eine Krankheit handelt.

Wenn das Gehirn die Sucht sucht

Sind Sie Raucher? Rauchen Sie gern? Würden Sie gern auf-hören? Haben Sie es schon oft versucht? Wie viele Stunden haben Sie durchgehalten? Warum fällt das Aufhören so schwer? Am Beispiel von Nikotin lassen sich die zur Abhän-gigkeit führenden Abläufe im Gehirn gut erklären, deshalb steht diese Substanz hier stellvertretend auch für andere um-gangssprachlich so genannten Suchtstoffe.

Ich liebe den Spruch: »Mit dem Rauchen aufhören ist doch gar nicht so schwer. Ich schaffe es jeden Monat.« Sie ahnen es, ich war Raucher. Bis zum 43. Lebensjahr. In den Schwangerschaften aufgehört, danach immer wieder »nur mal eine mitgeraucht«, und schwupps war ich wieder Rau-cher. Heute nenne ich mich nichtrauchenden Raucher, denn ein Nichtraucher wird man nicht wieder. Weil das Gehirn eine Sucht nie wieder vergisst, oft sogar gute Erinnerungen daran hat. Jede erste Zigarette könnte den Wiedereinstieg in die Nikotinabhängigkeit bedeuten. Nun wollen Sie si-cher wissen, wie ich zum Nichtraucher geworden bin. Die bekannten Argumente Lungenkrebs, Geld, Gestank lösten nicht ausreichend Druck aus. Erst als ich »Raucherhusten wie ein alter Mann« bekam, da wusste ich, ich muss etwas tun. Raucherhusten geht niemals von allein weg, solange man mit dem Rauchen nicht aufhört. Mein Mittel der Wahl waren Nikotinpflaster. Nach drei Wochen Urlaub war der Körper nikotinfrei, erst jetzt konnte ich mit dem Verstand entscheiden »nie wieder« – bis heute.

Warum macht Nikotin süchtig? Was passiert da im Körper? Nikotin gelangt durch das Inhalieren des Tabaks in die Lun-ge, von dort in die Blutbahn, danach in das Gehirn. Nikotin besitzt die Fähigkeit, die Blut-Hirn-Schranke zu überwinden. So gelangt der Stoff direkt an die Nervenzellen und kann dort seine un-heimliche Wirkung entfalten. Nikotin kann uns beruhigen und es kann uns anregen. Je nachdem, was wir gerade brauchen. Substanzen, die die Blut-Hirn-Schranke nicht überwinden können, führen niemals zu einer stofflichen Sucht. Überlegen Sie einmal, wie viele Lebensmittel und Getränke Sie zu sich nehmen, ohne jemals davon abhängig zu werden – diese Stoffe können die Schranke nicht passieren.

Hat das Nikotin im Gehirn die Nervenzellen erreicht, übernimmt es an deren Verbindungsstellen, an den Synapsen, die Funktion der Botenstoffe, die Sie vielleicht unter dem Namen Transmitter kennen. Dopamin und Serotonin sind bekannte Transmitter. Diese werden zur Signalübertragung unbedingt benötigt. Keine Botenstoffe = keine Weiterleitung von Informationen. Der Stoff Nikotin ersetzt diese Botenstoffe, und das macht ihn zum Suchtfaktor. Das Gehirn ist bequem und stellt die Produktion eigener Botenstoffe nach und nach ein, je öfter und zuverlässiger Sie das Nikotin zuführen. Haben Sie längere Zeit keine Raucherpause gehabt, spüren Sie diesen Mangel an Botenstoffen. Das Gehirn sucht jetzt die Sucht(stoffe). Zunächst denken Sie in immer kürzeren Abständen: »Ach, ich müsste mal eine rauchen gehen.« Dann werden Sie unruhig und gereizt, wenn Rauchen nicht möglich ist. Irgendwann ist es Ihnen egal, wo und unter welchen Umständen Sie zur Zigarette kommen. Nichtraucher nennen das rücksichtslos. Den Raucher stört der Vorwurf nicht. Je regelmäßiger Sie rauchen, desto mehr verlässt sich Ihr Gehirn auf das Nikotin. Eigene Botenstoffe werden vielleicht an den betreffenden Synapsen schon lange Zeit nicht mehr hergestellt. Beim Entwöhnen von einer stofflichen Sucht, egal welcher, muss der Mensch die unangenehmen

Spannungszustände, wir nennen sie Entzugssymptome, so lange ertragen, bis die Synapsen wieder eigene Botenstoffe herstellen. Über Nikotin sagt man, es führe am schnellsten zur Abhängigkeit und ließe sich dann am leichtesten von allen Suchtstoffen wieder entwöhnen.

Rauchen wird im Alter zu *dem* Risikofaktor für die gefürchtete Lungenkrankheit COPD. Die Abkürzung COPD steht für Chronic Obstructive Pulmonary Disease, übersetzt: chronisch obstruktive Lungenerkrankung. Die COPD gehört weltweit zu den häufigsten Todesursachen neben Herzinfarkt und Schlaganfall. COPD ist behandelbar, aber nicht heilbar. Husten, Auswurf, lebenslange Atemnot und Atemgeräusche sind die quälenden Symptome. Manche sind auf ständige Sauerstoffzufuhr angewiesen, jeden Tag und jede Nacht. Es lohnt sich auch noch im Alter, mit dem Rauchen aufzuhören.

Alkohol

In der Generation 60 plus ist Alkohol ein weitverbreiteter Suchtstoff. »Alkoholismus ist ein leidvoll qualvolles Thema für die ganze Familie und zerstört Existenzen«, sagt Chefarzt Dr. med. Christian Kieser. (36) Er weist auch auf ein gesellschaftliches Phänomen hin, das alle betrifft: »Man muss sich nirgends rechtfertigen, wenn man Alkohol trinkt. Aber man muss sich ständig rechtfertigen, wenn man nicht trinkt.« Er definiert die Stufen der Abhängigkeit mit den Worten »riskanter Konsum – Missbrauch – Abhängigkeit«.

Bernd ist 62 Jahre alt und fühlt sich durch seinen Job schon seit einigen Jahren ausgelaugt. Abends zu Hause muss er sein Bier trinken, um überhaupt zur Ruhe zu kommen. Er genießt dieses Abschalten vom Tagesstress. Vor sich selbst verleugnet er, dass es längst nicht mehr ein Bier ist, sondern drei, vier, manchmal auch fünf. Er würde nur Bier trinken, weil es ihm schmecke, nicht etwa, weil er es brauche. Dachte er. Ähnliches berichtet Anke, 68 Jahre alt. Sie hat seit vielen Jahren täglich Wein getrunken. Zum Schluss waren es zwei Flaschen pro Abend. Süchtig sei sie nicht, könne auch was anderes trinken. Mag sie aber nicht. Dachte Anke. Und Barbara hat seit dem 55. Lebensjahr bis zu ihrem 70. Geburtstag Schnaps in immer höheren Dosen konsumiert. Anfangs waren es die Einsamkeit und Leere in der Frühverrentung, später hat der Schnaps sie in eine noch größere Einsamkeit geschubst. Sie ist verarmt und hat auch die letzten Freunde längst verloren. Jetzt sind Bernd, Anke und Barbara in der anonymen Alkoholberatung. Sie wollen so nicht mehr weiterleben. Nach und nach ist ihnen bewusst geworden, dass der Alkohol längst ihr Leben bestimmt, dass aus der lieb gewonnenen Gewohnheit eine Abhängigkeit, eine Sucht geworden ist.

Alkoholabhängigkeit ist eine Krankheit und muss behandelt werden. Für die anonyme Beratung in den landesweit vorhandenen Beratungsstellen braucht keiner eine Überweisung. Dr. Kieser betont, dass Alkoholismus keine Folge von Willensschwäche ist. Auch der gefürchtete Rückfall nach dem Entzug beruht nicht auf Willensschwäche, sondern gehört in seinem Verständnis zur Krankheit dazu. Der Rückfall käme aber nicht plötzlich wie ein Gewitter über den Menschen, sondern kündige sich an. Der Mensch spürt es innerlich und muss dann sofort wieder Hilfe in Anspruch nehmen, bevor der Rückfall sich manifestiert.

Egal, wie alt man geworden ist, es lohnt sich immer, mit dem Trinken aufzuhören. Es gibt Männer und Frauen, die nach Jahrzehnten der Abhängigkeit, selbst im Alter von 80 Jahren, den Schritt zurück aus der quälenden Sucht schaffen und das neue, selbstbestimmte Leben in vollen Zügen genießen können.

An der Handschrift erkennen wir unser Altern

Die Handschrift verändert sich beim Älterwerden, das bemerken Sie sicher auch, wenn Sie Ihre Schulhefte und spätere Schriftstücke von sich wiederfinden. Die Schrift wird weniger fließend, manchmal krakelig, manchmal fast unleserlich. Das ist zunächst ein normaler Vorgang, da die motorische Feinsteuerung nicht mehr so präzise ist wie in jungen Jahren. Hinzu kommt eine Form von Gleichgültigkeit; der Schreiber gibt sich weniger Mühe und huscht mit dem Stift, meist einem Kugelschreiber, übers Papier. Schade. Es ist nachgewiesen, dass handschriftliches Schreiben dem Gehirn beim Altwerden guttut. Die Kopplung von Denken, die Hand führen durch präzise Ansteuerung der Muskeln durch das Gehirn, das Lesen des entstehenden Textes und seine Verarbeitung im Gehirn – die Mischung macht's! Die Hirndichte nimmt messbar zu, wenn täglich mindestens 30 Minuten geschrieben wird. Es dürfen auch 3 x 10 Minuten sein. Sollte Sie diese Form von Gehirntraining interessieren, schreiben Sie doch Ihr Leben auf. Jeden Tag eine Episode, die Ihnen gerade einfällt. Ihre Enkel werden Ihnen dankbar sein. Benutzen Sie dafür einen Füllfederhalter, er bewirkt Wunder im Schriftbild. Und schreiben Sie auf einzelnen Zetteln, dann müssen Sie nicht das ganze Büchlein wegwerfen, falls Sie später eine persönliche Geschichte doch lieber nicht preisgeben wollen!

Was nicht zum normalen Altern gehört, ist das Zittern der Hände, auch Tremor genannt. Die Medizin kennt mindestens dreizehn verschiedene Typen von Händezittern. Manche Auslöser sind behandelbar, wie die Schilddrüsenüberfunktion, andere bleiben Schicksal, wie die Parkinson-Erkrankung. Ein Arztbesuch ist beim Auftreten von Tremor dringend angeraten, um behandelbare Ursachen früh genug zu erkennen.

Bei der Parkinson-Erkrankung verändert sich das Schriftbild auf eine ganz eigenartige Weise. Verkleinerung, Verzitterungen, Verschreibungen, schwankende Zeilenführung werden genannt. Ich habe einen an Parkinson erkrankten Menschen kennengelernt, der als erstes Symptom ein Schriftbild hatte, welches am linken Rand des Papiers mit normaler Schriftgröße begann, bis dann beim Schreiben einer Zeile nach rechts die Buchstaben immer kleiner bis unlesbar wurden. In jeder Zeile wiederholte sich das. Bis zu unserem Kennenlernen wusste er nichts von seiner Erkrankung, hatte sich nur über seine Schrift gewundert.

Am Abdruck des Sockengummis erkennen wir Abflussstörungen

Geschwollene Beine kennen sehr viele Menschen, auch in jüngeren Jahren. Vor allem bei großer Hitze gehört es zu den eher harmlosen Erscheinungen, wenn Füße und Knöchelregion anschwellen. Es sind venöse Abflussstörungen. Beine hochlagern, kühlen, alles ist wieder gut. Treten diese Schwellungen aber auch in Ruhehaltung auf und bilden sich nicht so einfach zurück, sollten Sie mit dem Daumen einige Sekunden in die Schwellung hineindrücken. Bleibt der Daumeneindruck dann viele Sekunden sichtbar, ist es ein untrügliches Zeichen für eine Herzinsuffizienz (Herzschwäche). Es ist kein Notfall, aber wiederholt sich dieses Phänomen, sollte ein Arztbesuch geplant werden.

Anders verhält es sich bei einer Lymphstauung. Diese kann unabhängig von venösen Stauungen und auch zusätzlich auftreten. Sie ist erkennbar, wenn geschwollene Beine durch Wärme abschwellen statt durch Kühlung. Ebenso erkennbar am stundenlang sichtbaren Eindruck des Sockengummis, der sich manchmal sogar noch am nächsten Morgen zeigt. Es liegt ein Rückstau an Gewebsflüssigkeit vor, die Lymphe genannt wird. Sie müssen sich den Blutkreislauf so vorstellen, dass sauerstoffreiches und nährstoffreiches Blut nur über einen Weg, nämlich die Arterien, ins Gewebe hineingebracht wird, der Rückfluss dieser Flüssigkeitsmenge aus dem Gewebe heraus jedoch zwei getrennte Abflusssysteme benötigt, das Venensystem und das Lymphsystem. Das Lymphsystem beginnt im Gewebe, wie ein Drainagesystem, mit kleinsten Kanälchen, die sich im Körper von unten nach oben zu immer größeren Kanälen und Bahnen sammeln. Erst in unmittelbarer Herznähe strömt die Lymphflüssigkeit in das venöse System ein, und das Gleichgewicht der Flüssigkeiten zwischen arteriellem und venösem Blut ist wiederhergestellt. Führt ein Sockengummi zu so hartnäckigen Gewebseindrücken wie beschrieben, dann werden an genau diesen Druckstellen nach und nach die kleinsten oberflächlichen Lymphkanälchen zerdrückt. Die Flüssigkeit staut sich in kleinsten Mengen nach und nach im Gewebe an. Der Fuß schwillt an, die Schwellung bleibt.

Lymphstauungen im Gewebe dürfen Sie nicht unterschätzen. Bleibt das Gewebewasser unterhalb des Sockenrandes

Tag für Tag gestaut, wird diese Flüssigkeit nach und nach in festes Bindegewebe umgewandelt, und der Fuß kann nie wieder abschwellen, mit keinem einzigen Medikament, keiner Heilmethode, keinem Hilfsmittel. Frau L. habe ich kennengelernt, als sie 65 Jahre alt war. Sie hatte die beschriebenen deformierten Füße, nach vielen Jahren Sockentragen. Neue Schuhe kaufen oder längere Wegstrecken zu Fuß waren längst zum Problem geworden. Beobachten Sie bei sich auch markante Eindrücke der Sockengummis, sollten Sie nur noch Socken mit breitem Bündchen und ohne Gummi kaufen. Oder Sie tragen künftig keine Socken mehr, weichen auf Kniestrümpfe oder Strumpfhosen aus.

Am gestörten Geruchssinn erkennen wir Krankheiten

Geruchsverlust kann der Beginn der Parkinson-Krankheit sein. Vor allem, wenn Sie Oregano/Majoran eines Tages nicht mehr riechen können, ist das ein bekanntes Frühsymptom. Parkinson kann vererbt werden, kann aber auch erstmalig auftreten. Haben oder hatten Eltern oder Großeltern bereits die Diagnose Parkinson, werden Familienangehörige auf Frühwarnzeichen hingewiesen und wird zum rechtzeitigen Facharztbesuch geraten.

Ein anderes Frühwarnsymptom für eine Krankheit ist nicht der Verlust einer Geruchswahrnehmung, sondern eine Geruchshalluzination. Gasgeruch im Alter kann eine solche Halluzination sein. Wenn alte Menschen über 80 immer wieder Gasgeruch wahrnehmen, obwohl im Haus weder Gasheizung noch Gasherd sind, obwohl eingebaute Messgeräte keine Gase nachweisen können, dann entwickelt sich eine Alzheimer-Demenz. Vom Beginn der Gashalluzinationen bis zur endgültigen Diagnose vergehen durchschnittlich zwei Jahre.

Wenn ein Freund stirbt

Zum Altwerden gehört, dass man Angehörige, Freunde und Bekannte verliert. Oder man ist selbst derjenige, der zuerst geht. Nach wie vor ist das Sterben schwer zu verstehen. Da ist plötzlich ein Mensch weg, und die Welt geht weiter. Einfach so. Fühlt man sich oft wichtig, gebraucht, nicht ersetzbar – dann zeigt einem das Sterben eines Menschen etwas anderes.

Im Alter 60 plus, wenn man seine neue Freiheit fühlt und genießt, kann man sich seine eigene Endlichkeit kaum vorstellen. Es läuft doch alles so gut. Kann doch nicht plötzlich vorbei sein. Doch. Es kann. Sich mit dem eigenen Sterben und mit dem anderer auseinanderzusetzen, gehört mit zu den Aufgaben dieses Lebensalters. Über das Wie könnte man lange philosophieren. Wahrscheinlich müssen wir respektieren, dass jeder Mensch seine eigene Art hat, damit umzugehen. Dankbar bin ich den gestorbenen Menschen, die mir/uns von sich aus gezeigt haben, welche Begegnungen und welche Gespräche sie sich mit uns wünschen. Vermeiden wir aus eigener Unsicherheit Nähe, Besuche und Gespräche, grenzen wir den Sterbenden schon vor seinem Tod aus. Eines habe ich verstanden: Die Scheu, vom Tod zu reden, hat nicht der Sterbende, die haben die anderen.

»Ich ziehe nächste Woche um«

Herr Leupold kam regelmäßig zu unseren Veranstaltungen. Er war schon über 90 Jahre alt, aber jung im Herzen, wie man so schön sagt. Eines Tages erzählte er ganz gelassen, dass er eine Krebserkrankung habe und jetzt in Abständen immer wieder zur Bestrahlung gehen müsse. Es sei nicht schlimm, in seinem Alter müsse man ja mal an etwas sterben, so nahm er uns die erste Betroffenheit. Weiter darüber reden wollte er nicht. Manchmal rief er an, dass es ihm nicht gut gehe, er könne deshalb nicht zum Treffen kommen. Dann war er wieder bei uns und war wie immer. Fröhlich, etwas Schalk im Nacken, gelassen.

Eines Tages fiel mir auf, dass Herr Leupold schon einige Wochen nicht mehr bei uns gewesen war und auch nicht angerufen hatte. Unsicherheit war mein Gefühl. Was tun? Ob er schon gestorben ist? Oder wartet er auf einen Anruf von mir? Ich muss zugeben, dass mich der Anruf doch etwas Überwindung gekostet hat. Aber nur bis zu dem Moment, als Herr Leupold den Hörer abnahm. Er freute sich, was ich im Stillen erhofft hatte. Aber dann überraschte er mich: Er wollte nämlich auch in den nächsten Tagen anrufen, wollte sich verabschieden, weil er umziehe. »Ziehen Sie nach nebenan ins Pflegeheim?« – »Nein, ich ziehe nach Lehnin.« Ich traute mich zu fragen »Ins Hospiz?« – »Ja.« – »Darf ich Sie besuchen, bevor Sie umziehen?« – »Ja, das wäre gut.«

In seiner Wohnung konnten wir beide so offen über sein bevorstehendes Sterben sprechen, wie ich es nie zuvor erlebt habe und mir auch nicht vorstellen konnte. Er wollte in den nächsten Tagen noch alle seine Bekannten anrufen und sich verabschieden. Zwei Stunden saßen wir zusammen, dann war seine Kraft verbraucht, er wollte nur noch liegen.

Am nächsten Tag rief sein Sohn an. Der Vater war in der Nacht eingeschlafen. Ich bin Herrn Leupold so dankbar, dass er uns gezeigt hat, wie man mit dem eigenen Sterben umgehen kann. Ich bin so froh, dass ich ihn noch besucht habe. Hätte ich nur einen Tag später angerufen, würde in mir immer ein Gefühl bleiben, ›wie enttäuscht muss er gewesen sein, dass du dich nicht mehr gemeldet hast‹.

Pudelmütze statt Aktentasche

Dr. Almbrot leitete seit einigen Jahren unseren Geschichtskreis. Wir verehrten ihn sehr. Sein Wissen, seine Sicht auf die Gesellschaft und das Leben, seine Art, uns mitzunehmen in seine Gedankenwelt – er hat uns zum Denken gebracht. Immer mit der großen Aktentasche unterm Arm, vollgestopft mit Büchern, so kannten wir ihn. Eines Tages hat er sich nach der Gesprächsrunde verabschiedet mit den Worten, dass er nunmehr nur noch gelegentlich kommen könne. Er hätte Darmkrebs, nicht mehr therapierbar. Er verließ den Raum, bevor wir seine und er unsere Tränen sehen konnte.

Nach einigen Wochen rief er an, er würde gern kommen. Wolle nur bei uns sein, leiten könne er die Runde nicht mehr, die Kraft fehle. Herein kam ein sichtbar geschwächter Mann, ohne Aktentasche, aber mit Pudelmütze auf dem Kopf. Beklemmende Stille. Er entschuldigte sich, dass er die Mütze nicht abnehmen könne, wir wüssten schon, die Haare … Ich sagte ganz unverkrampft: »Wir wissen doch, dass die Haare ausgefallen sind. Sie sollen sich vor uns dafür nicht schämen. Sie müssen die Mütze absetzen, wir lachen gern mit Ihnen gemeinsam über den kahlen Kopf.« Er nahm die Mütze ab, schmunzelte und machte eine Bemerkung zu seinem wahrlich ungewohnten Aussehen. Plötzlich kippte die Stimmung, alle waren fröhlich und machten Späße über Männer mit Glatze. Von Bestrahlungen und Sterben war an dem Tag keine Rede mehr. Offenbar fühlte sich Dr. Almbrot in der Runde so wohl, dass er in der nächsten Woche gleich wieder vorbeikam. Plötzlich gluckerte etwas unter seinem Pullover. Es waren schon merkwürdige Geräusche. Etwas verhalten schwiegen alle, als ob eine Peinlichkeit überhört werden müsse. Dr. Almbrot entschuldigte sich, er könne nichts dafür, der künstliche Darmausgang mit dem Beutel würde immer im unpassenden Moment Geräusche erzeugen. Ich war ihm dankbar für diese Worte, denn schon beim nächsten Grummeln konnten wir wieder gemeinsam lachen, über das, was sich so alles in seinem Bauch abspielte. Nach einigen Wochen hat er sich im Rollstuhl zu uns schieben lassen. Er wollte noch ein letztes Mal dabei sein, die Kräfte würden von Woche zu Woche nachlassen. Und dann hat er unsere Gesprächsgruppe zu sich nach Hause eingeladen. »Ich möchte mich gern von euch und von Ihnen verabschieden und würde mich freuen, wenn wir das in meinem Garten machen.«

Bei ihm im Garten haben wir offen und persönlich über seinen Tod gesprochen. Keine Floskeln, sondern aussprechen, dass es kein Wiedersehen gibt. Wir durften fragen, welche Gedanken man hat, wenn der Tod so nah ist. Er hat erzählt, was er alles noch in Ordnung bringen wollte, aber nicht mehr geschafft hat. Und wir haben einander erzählt, woran wir uns erinnern. Wir haben viel gelacht und selbst beim Verabschieden nicht geweint.

Tischtennis und Skat bis zum Schluss

Martina hatte eine Brustkrebserkrankung überstanden und war geheilt. Wir wussten beim Kennenlernen davon nichts. Erst als man bei ihr nach sechs Jahren plötzlich Lungenkrebs feststellte, erzählte sie uns ihre vorherige (Leidens-)

Geschichte. Sie war vollkommen verzweifelt. Ich habe ihr immer wieder bestätigt, dass ich ihre Ängste verstehen kann. Kein Vertrösten wie ›vielleicht wird es ja nicht so schlimm, warte doch erst mal ab, vielleicht ist der Krebs ja noch nicht so weit fortgeschritten‹. Auch kein Verschweigen, sondern bei jedem Treffen sachlich nachfragen, wie es geht, welche Untersuchungen und Maßnahmen jetzt geplant sind, ob sie zu Hause klarkommt, wie sie mit den Schmerzen umgeht. So hat sich über einen längeren Zeitraum eine Selbstverständlichkeit entwickelt, dass Martina nur noch eine begrenzte Zeit bei uns sein würde. Sie hat anfangs noch aktiv und später nur als Zuschauerin an allen Tischtennisspielen und Skat-Nachmittagen teilgenommen. Sie war einfach dabei. Manchmal hat sie beim Verabschieden gesagt, sie wisse nicht, ob sie nächste Woche noch lebe. Wir haben nie widersprochen oder dagegengeredet. Wir haben uns dann einfach nur umarmt. Eines Tages kam sie nicht mehr. Ihre Freundin brachte die Nachricht.

Angst vor dem Sterben? Palliativmedizin und Hospiz

Die große Angst vor dem Sterben ist weniger die Angst vor dem Tod, sondern vielmehr die Angst vor Schmerzen, Qualen oder Siechtum. Diese Angst teilen Sterbende und Angehörige. Großes Leid und extreme Schmerzen können heute durch die Palliativmedizin gelindert werden. Die Pflege in einem Hospiz ermöglicht Menschen mit schwereren Erkrankungen, bei denen eine Heilung nicht mehr möglich ist, einen bestmöglichen Erhalt der Lebensqualität. Nähe, Zuwendung und Zusammensein mit den Angehörigen gehören selbstverständlich dazu. Hospize werden in vielen Städten ambulant und stationär angeboten. In manchen Orten findet man auch Trauercafés als Gesprächsort für Hinterbliebene. Oft unterstützen Ehrenamtliche diese Arbeit. Der Deutsche Hospiz- und PalliativVerband e.V. hält auf seiner Website viele wichtige Informationen bereit:

www.dhpv.de/themen_hospiz-palliativ.html

Wenn die Eltern älter werden

Vor einigen Jahren noch Einzelerscheinungen, heute gesellschaftliche Realität: Erwachsene Kinder, selbst schon im Rentenalter, kümmern sich um ihre alt gewordenen Eltern. Selbst drei Generationen im Ruhestand habe ich schon mehrere Male kennengelernt. Ein 80-jähriger demenzkranker Mann kam ins Krankenhaus, Notaufnahme. Er jammerte und wimmerte ununterbrochen: »Ich muss es der Mutter sagen, ich muss es der Mutter sagen.« Wir führten es zurück auf seine Verwirrtheit, dass er aus Angst nach der Mutter ruft. Keiner nahm es ernst, wir versuchten, ihn nur zu beruhigen. Erst als dessen Sohn kam, 61 Jahre alt, nahmen wir erschrocken zur Kenntnis, dass die Mutter/Oma tatsächlich noch lebte, in einem Pflegeheim. Sie war 104 Jahre alt.

Wir sind nicht verantwortlich für das Glück unserer Eltern, aber sie brauchen unser Mitgefühl

Zunehmend werde ich von erwachsenen Kindern im Alter 50 plus angefragt, was sie für ihre alten und hilfebedürftigen Eltern tun können. Die Kinder wünschen sich glückliche Eltern, sie wollen sich kümmern, wollen helfen. Sie wissen nur allzu oft nicht, wie. Die Anforderungen der alten Eltern passen selten zu den Lebensrealitäten der (berufstätigen) Kinder. Alte Eltern wirken oft unzufrieden, manchmal zu fordernd und vereinnahmend. Sie erzeugen auch durch stumme Vorwürfe einen Erwartungsdruck, dem sich die Kinder nicht gewachsen fühlen.

Sind Sie auch helfende oder pflegende Angehörige und wollen alles richtig machen? Aber schaffen es nicht, egal, wie engagiert und selbstlos Sie sich kümmern? Dann müssen Sie sich befreien von Ihrem eigenen Anspruch, Ihre Eltern glücklich zu machen. Denn das schaffen Sie nicht. Glück und Zufriedenheit sind innere Zustände, sind Gefühle. Diese können nicht von außen erzeugt werden. Jahrzehnte vorher legt ein Mensch selbst den Grundstein für sein Glück und Wohlbefinden im Alter – oder auch nicht! Wer nicht über sein Altern nachdenkt, wer nicht akzeptiert, dass zunehmende Abhängigkeit zum hohen Alter gehört, der wird die Verzweiflung über seine Hilflosigkeit der Umwelt zum Vorwurf machen. Und am stärksten betroffen vom Unmut sind diejenigen Kinder, die sich am meisten einbringen, nicht die, am weitesten weg wohnen. Warum ist das so?

Der Mensch, der am meisten Hilfe leistet, vor allem körperliche Hilfe, wie Essen anreichen, Zähneputzen, Gebiss putzen, Haare waschen, Intimbereich waschen oder gar Hilfe beim Toilettengang, gibt der Psyche des alten Menschen permanent Signale, was der alles nicht mehr kann. Diese erlebte Ohnmacht über das eigene Leben beschämt eine starke Persönlichkeit, sie wehrt sich und holt sich auf ungerechten Umwegen Macht zurück, was Sie als wichtigste Bezugsperson dann aushalten müssen. Kommen nun Ihre Geschwister ab und zu zum Elternbesuch, werden diese von den Eltern immer herzlichst begrüßt. Große Dankbarkeit, dass sie trotz vieler Arbeit die Zeit gefunden haben. Über Sie fällt kein einziges Wort der Anerkennung. Das tut weh, stimmt's? Nehmen Sie es auf keinen Fall persönlich, es sind normale und in vielen Familien typische Konflikte, die das hohe Alter Ihnen aufbürdet. Ihre Eltern müssen sich nach und nach mit vielen Verlusten abfinden, können ihre alltäglichsten Bedürfnisse nur noch mit Hilfe oder vielleicht gar nicht mehr befriedigen. Das verunsichert und verändert alte Menschen.

Bedürfnisse bleiben, Möglichkeiten schwinden

Der Mensch ist eine biopsychosoziale Einheit. Er hat lebenslänglich biologische, psychische und soziale Bedürfnisse, bis ins höchste Alter, bis zum letzten Lebenstag. Viele der menschlichen Grundbedürfnisse lassen sich bei zunehmender körperlicher und geistiger Gebrechlichkeit nicht mehr erfüllen, sie bleiben somit unbefriedigt. Solche Bedürfnisse sind:

- Der Mensch will seinen Willen durchsetzen können, will Einfluss haben.
- Der Mensch will geliebt werden.
- Der Mensch sucht innere Bindung.
- Der Mensch sucht Trost.
- Der Mensch möchte seine Identität behalten – sein dürfen, der man ist bzw. war.
- Der Mensch möchte einfache Kulturtechniken beherrschen, z. B. Lesen und Schreiben.
- Der Mensch möchte sich sinnvoll beschäftigen, will nützlich sein.
- Der Mensch möchte in ein soziales, gemeinschaftliches Leben einbezogen sein.
- Der Mensch sucht Spiel und Entspannung.
- Der Mensch braucht Bewegung.
- Der Mensch will seine Gefühle zeigen dürfen.

Der Mensch verliert allein durch den normalen Alterungsprozess nach und nach die Möglichkeiten, seine selbstverständlichsten Grundbedürfnisse ausreichend zu befriedigen. Das erzeugt Frustrationen, und genau diese verändern das Verhalten eines Menschen. Bei unseren Eltern zeigt sich das dann beispielsweise in ständigem Jammern, selbst über Belanglosigkeiten. Oder in einer extremen Antriebslosigkeit bei gleichzeitigem Sehnen nach Erlebnis und Gemeinschaft. Manchmal kommt es auch zur Regression. So nennt man das Zurückfallen in kindliche Verhaltensmuster. Notwendige Entscheidungen werden nicht mehr getroffen, aber wenn andere die dann treffen, ist es auch nicht richtig. Wieder andere üben eine starke Kontrolle über die Tochter/den Sohn aus: Wo gehst du hin? Wann kommst du wieder? Wer ist da gekommen? Mit wem hast du so lange telefoniert? Warum hast du nicht angerufen? Das alles sind Phänomene, die es zu akzeptieren gilt. Der alte Mensch ist nicht böse, er kommt nur mit seiner Situation nicht zurecht. Die Kinder dürfen sich deshalb nicht schuldig fühlen, denn sie sind nicht schuld! Sie können nur das Alter nicht zurückdrehen.

Aber: Kinder können ihren Eltern eine Stütze sein durch Mitgefühl, auch Empathie genannt. Akzeptieren Sie die Veränderungen im Verhalten der hochaltrigen Eltern als einen normalen Prozess, nimmt das oft schon eine große Spannung aus der Beziehung. Sprechen Familienangehörige offen mit ihren Eltern darüber, welche Hilfe sie leisten können und welche Aufgaben künftig ein Dienstleister übernehmen kann, ist das eine wichtige Konfliktprävention. In diesen Gesprächen geht es nicht vorrangig um die Wünsche der Eltern, sondern um die Möglichkeiten und Kräfte der Angehörigen. Auf jeden Fall sollen die Geschwister untereinander klare

Absprachen treffen, wer was leisten kann. Keiner darf sich in eine Opferrolle denken, weil dadurch die stabile emotionale Beziehung innerhalb einer Familie auf Jahre gestört werden kann.

Wir kümmern uns gern um unsere alten Eltern

Es gibt neben all den Problemen aber auch die schönen Seiten der Hilfe und Pflege alter Eltern. Weil durch diese Fürsorge eine ganz neue Nähe zu den Eltern entstehen kann, weil es trotz mancher Konflikte auch viele gemeinsame glückliche Momente gibt, weil das Verantwortungsbewusstsein tief im inneren Wertekanon verankert ist, weil geleistete Fürsorge auch ein Gefühl von Stolz auf sich selbst ermöglicht, weil es die Eltern sind. Deshalb.

Richtig vorbereiten kann man sich auf diese Familienphase nicht. Man wurstelt sich so durch und erlernt die neue Rolle durch Learning by Doing. Viele Jahre, manchmal Jahrzehnte, bis man selbst im Alter über 80 angekommen ist, kümmern sich manche Angehörige um andere Angehörige. Karin pflegt ihren Vater seit sechs Jahren und bereut es nicht. Seine gelegentlichen kleinen Boshaftigkeiten nimmt sie gelassen, er meine es doch gar nicht so. Peter kümmert sich seit zwei Jahren intensiv um seine Mutter. Nie hat er darüber nachgedacht, es nicht zu tun. In größter Selbstverständlichkeit gehört es für ihn dazu. »Das ist doch normal, dafür muss sich Mutter doch nicht bedanken«, sagt er. Zweimal pro Woche besucht er sie. Die Langsamkeit seiner Mutter bei aller Verrichtungen vom Essen bis Schuhe anziehen empfindet er schon als anstrengend, auch die ständig gleichen Geschichten aus dem Leben langweilen ihn längst. Nie käme er auf den Gedanken, sich darüber zu beklagen. »So ist es nun mal im Alter, wir werden auch nicht anders sein«, ist sein Statement.

Trotz oft langer Erfahrung staunen pflegende Angehörige immer wieder, was sie über das hohe Alter noch nicht wussten, was aber ihre Arbeit erleichtert hätte.

Für eine Reihe von typischen Veränderungen, Wünschen und Merkwürdigkeiten will ich Ihnen Erklärungen und Tipps geben.

Das Hörgerät richtig pflegen

Neben den weiter vorne schon beschriebenen Ursachen von Schwerhörigkeit (siehe Seite 118) wird eine weitere Ursache oft übersehen, vor allem bei einer Demenzerkrankung. Das ganz banale Ohrenschmalz (Cerumen) kann jetzt zum Problem werden und Auslöser für Gleichgewichtsstörungen, Übelkeit, Nahrungsverweigerung und Verhaltensauffälligkeiten sein. Im Alter wird Cerumen oft trocken und sammelt sich im Gehörgang an. Es kann sehr fest werden und den Gang verstopfen. Das spürt man und geht zum Ohrenarzt. Kein großes Problem. Nur Menschen mit Demenz nehmen es vielleicht gar nicht wahr, dass sie schlecht hören. Wenn dann durch Baden oder Haarewaschen Wasser in den Gehörgang fließt, quillt der Cerumenpfropf auf, plötzlich sind beide Gehörgänge total verstopft. Das führt zu den genannten Störungen. Die teilweise extremen Kopfschmerzen äußern sich bei einem Menschen mit Demenz durch merkwürdiges Verhalten. Er kann es uns nicht mitteilen, versteht es doch selbst nicht. Sein Verhalten wird dann oft falsch interpretiert. »Sie schmeißt sich seit ein paar Tagen immer hin, wenn ihr etwas nicht passt«, erzählt mir eine Tochter.

151

An Gleichgewichtsstörungen hätte sie nie gedacht. Es ist ratsam, demenzkranke Menschen einmal im Jahr einem Ohrenarzt vorzustellen und den Gehörgang reinigen zu lassen.

Erhöhte Aufmerksamkeit brauchen auch die Hörgeräte der Eltern. Es gibt Hinter-dem-Ohr-Geräte (HdO) und Im-Ohr-Geräte (IO). Manchmal beklagen die Träger störende Rückkopplungstöne. Das ist unangenehm und führt schnell zum Ausstellen oder Ablegen des Gerätes. In dem Fall ist es oft das Ohrpassstück beim HdO, welches nicht richtig sitzt. Sollten Sie oder die Eltern beim Einsetzen unsicher sein, besuchen Sie gemeinsam mit Mutter oder Vater einen Hörgeräteakustiker. Dort erhalten Sie Anleitung.

Ein Hörgerät muss immer gut gepflegt werden, um optimal zu funktionieren. Beim Lesen werden Sie feststellen, dass alte Menschen damit schnell überfordert sein können, wenn Augen, Finger und Gedächtnis nicht mehr zuverlässig arbeiten. Beim HdO müssen nämlich zunächst alle Teile vom Gerät abgenommen werden, die Elektronik beherbergen. Das Ohrpassstück muss täglich gereinigt werden, weil es sonst durch Ohrenschmalz verstopfen kann. Sie können das Teil über Nacht in ein Glas Wasser mit spezieller Reinigungstablette legen. Das Gerät selbst wird mit einem feuchten Reinigungstuch abgewischt und mit offenem Batteriefach über Nacht in einen Trockenbeutel gelegt. Dieser Beutel enthält eine Tablette zum Aufnehmen von Feuchtigkeit. Die gereinigten Teile müssen vollkommen trocken sein, bevor das Gerät wieder zusammengesetzt wird. Wassertropfen im Schallschlauch können Töne verzerren oder blockieren.

Für ein IO-Gerät sind Reinigungsbäder tabu, sie würden das Gerät beschädigen. Dieses Gerät wird nur mit einem

Desinfektionstuch abgewischt und über Nacht ebenfalls in einen Trockenbeutel gelegt.

Die in allen Hörhilfen eingebauten Schutzfilter schützen das Mikrofon vor Ohrenschmalz. Manche lassen sich leicht auswechseln und reinigen, andere brauchen den Hörgeräteakustiker.

Übrigens: Haarspray und Hitze schaden jedem Hörgerät.

Ein Hörgerät soll nach der Eingewöhnungsphase täglich getragen werden, um eine Entwöhnung zu vermeiden. Um Batterien zu sparen, kann es nachts abgeschaltet werden. Falls das Gerät am Morgen nicht funktioniert, wird immer zuerst geprüft, ob es wieder eingeschaltet ist und ob die Batterien richtig eingelegt sind. Man staunt, wie oft diese Kleinigkeit im hohen Alter vergessen wird. Sollte der Gehörgang gerötet sein oder ein Juckreiz den Betreffenden quälen, kann eine Allergie auf das Ohrpassstück vorliegen. Ein gutes Hörgerät, welches regelmäßig getragen wird, ist ein enormer Beitrag für die Lebensqualität im Alter. Ihre Eltern müssen sich nur daran gewöhnen.

»Du musst mehr trinken«

Du musst mehr trinken ist das A und O unserer regelmäßigen Ermahnungen an die Eltern. Oft mögen die aber gar nicht so viel trinken. Verspüren keinen Durst, wollen den inzwischen beschwerlich gewordenen Toilettengang vielleicht so selten als möglich oder wollen eventuell Inkontinenzeinlagen sparen. (Ja, das gibt es auch!) Die Einwände lassen sich nur mit Geduld und behutsam entkräften. Bedenken müssen wir natürlich, dass unsere Elterngeneration in ihrer ersten Lebenshälfte erzogen wurde mit der Mahnung, man trinkt nicht so viel, das belastet nur den Kreislauf und schwemmt auf. Ich bin eher dafür, alte Menschen so lange in ihren Gewohnheiten zu belassen, bis diese zu Störungen oder Ausfällen führen. Spätestens bei zunehmender Vergesslichkeit greift das Argument ›mehr trinken‹, da der alte Mensch die Verbesserung selbst spürt. Einige stellen sich morgens sichtbar die Tagesration Getränke in die Küche. Andere richten sich eine Trinkuhr ein, diese gibt es auch als App.

Auf ein anderes mögliches Problem will ich noch aufmerksam machen. Sie beobachten vielleicht, dass Ihre Eltern nicht zu wenig, sondern auffallend viel trinken. Sie freuen sich, eine Sorge weniger. Wenn dann aber Vater oder Mutter eines Tages trotzdem merkwürdige Symptome eines Flüssigkeitsmangels zeigen wie Verrechnen, Vergessen, Verwechseln, Verwirrtheit oder Sturz, kann ein Natriummangel vorliegen, ausgelöst durch Entwässerungstabletten, Antidepressiva, Rheumamittel und anderes. Der Mensch hat viel Durst, weil sein Körper zu viel Flüssigkeit und damit zu viel Salz (Natrium) ausscheidet. Dieser Mangel kann Ursache der plötzlichen Veränderungen sein. Ermuntern Sie in dem Fall zum Trinken von leicht gesalzenem Wasser oder Brühe. Hilft es nicht, müssen Sie mit einem Arzt sprechen.

»Dein Essen schmeckt nach gar nichts«

Manchmal kann man böse werden auf alte Väter oder Mütter. Vielleicht haben Sie für Ihren Vater oder Ihre Mutter ein paar Tage vorgekocht, das Essen hingebracht, portioniert in den Kühlschrank gestellt. Und am nächsten Wochenende steht alles noch unberührt da. Nur der gekaufte Puddingvorrat für mehrere Wochen ist aufgegessen. Auf Ihre Frage bekommen Sie bloß zur Antwort, das Gekochte schmecke nach gar nichts, das könne man nicht essen. Sie sind verärgert, verständlich. Bevor Sie Ihren Eltern nun ihr Verhalten übel nehmen, müssen Sie eine normale Altersveränderung kennenlernen. Es ist der nachlassende Geschmackssinn. Geschmack entsteht, wenn die Geschmacksrezeptoren im Mund auf die chemischen Stoffe in den Speisen reagieren und Strom produzieren. Der Strom wird über Stromkabel, die man Geschmacksnerven nennt, zum Gehirn geleitet, dort von Nervenzellen erkannt und von unserem Bewusstsein wahrgenommen. Der Mensch kann süß, sauer, bitter und salzig schmecken. Nur in Verbindung mit Geruch lassen sich viele Tausend Speisen identifizieren. Im Alter gehen Geschmacksrezeptoren verloren. Nur für Süßes bleiben sie bei fast allen Menschen bis zum Schluss erhalten. Kein Wunder, wenn Ihre sonst immer beliebten und gut gekochten Gerichte eines Tages abgelehnt werden. Schmeckt das Essen fade, verliert ein Mensch die Lust am Essen. Wenn nur Süßes im Gehirn noch Geschmacksreize erzeugt, stellen Sie sich beim Einkaufen und Kochen darauf ein.

Die geltenden Regeln der gesunden Ernährung richten sich an den durchschnittlich gesunden Menschen. Diese Regeln müssen wir anpassen an das alternde Verdauungssystem, um noch ausreichend Nährstoffe in den Körper zu bringen.

Manchmal klagen alte Menschen etwa über Beschwerden, die für den Mangel an bestimmten Nährstoffen oder Vitaminen sehr typisch sind. Ein trockener Mund kann ein Hinweis auf Zinkmangel sein. Wenn jemand in kurzer Zeit ganz dünne Ärmchen und Beinchen bekommt, also die Wadenmuskulatur abgebaut wird, kann es ein Hinweis auf Mangel an Vitamin B1, B6 oder Zink sein. Wer zunehmend Unlust am Essen verspürt und dabei immer schwächer wird, kann Eisenmangel haben. Spreche ich in solchen Fällen die Vermutung einer Mangelerscheinung aus, bekomme ich oft zur Antwort: »Nein, das kann nicht sein, ich esse jeden Tag frisches Obst und Gemüse, schon zum Frühstück esse ich täglich einen Apfel.« Ich sage dann nur, dass es nicht darauf ankommt, was man in den Mund hineingibt, sondern was im Darm gut verdaut und aus dem Darm in den Körper noch aufgenommen werden kann. Der Darm altert und mit ihm seine perfekte Funktionsfähigkeit. Vor allem Rohkost gehört zu den schwer verdaulichen Lebensmitteln. Gedünstete Gerichte bekommen dem Darm besser, er kann sie leichter verdauen und die Inhaltsstoffe zuverlässig in die Blutbahn abgeben. Auch Vollkornprodukte sind Schwerstarbeit für den Darm. Ganze Körner sollten auf jeden Fall ersetzt werden durch geschrotetes Vollkornmehl.

Solange ein Mensch keine Probleme hat und sich wohlfühlt, soll er alles so machen, wie es ihm gefällt. Wenn es zu Problemen kommt, oder wenn der Körper immer schwächer wird, dann sollten wir unseren Eltern leicht verdauliche Lebensmittel anbieten, auch wenn diese nicht unseren Vorstellungen von gesunder Ernährung entsprechen. Weißbrot, Puddingsuppen, Schokolade – warum denn nicht? Hauptsache, der schwache Körper bekommt ausreichend Energie, also Kalorien. Alles andere kann bei Bedarf durch Nahrungsergänzung substituiert werden.

In besonderen Fällen von Essensablehnung lässt sich noch ein Phänomen nutzen: Warme Speisen und Getränke sind geschmacksintensiver als heiße oder kalte, und cremige Speisen bieten mehr Geschmack als feste oder flüssige. Probieren Sie es aus, Tomatensuppe, Spargelcremesuppe, Grießsuppe und so weiter. Manchmal wird der Appetit auch vom Kartoffelpuffer oder Eierkuchen geweckt.

Wichtige Regeln zum Umgang mit Medikamenten

1. Alte Menschen sollten Medikamente immer nur aus einer Apotheke beziehen. Dort kann ein Kundenkonto angelegt werden, welches sämtliche bereits verordneten Medikamente und frei verkäuflichen Produkte des Kunden dokumentiert. Bei jedem neuen Rezept erfolgt so ein schneller Abgleich, ob sich neu verordnete Medikamente mit anderen gegenseitig beeinträchtigen oder kontraindiziert sind oder ob sie laut PRISCUS-Liste für alte Menschen potenziell ungeeignet sind. (37)

2. Der Medikamentenplan muss gut lesbar sein. Eventuell lassen Sie ihn in der Apotheke neu ausstellen, um Dosierfehler auszuschließen.
Tabletten und Kapseln am besten mit Wasser hinunterschlucken, so können sie nicht in der Speiseröhre kleben bleiben. Arzneimittel nicht mit Alkohol, Grapefruitsaft oder Milch einnehmen, da sonst die Wirkungen gehemmt oder verstärkt werden können.

3. Kapseln lassen sich am besten schlucken, wenn der Kopf nicht nach hinten, sondern nach vorn zum Kinn geneigt wird.

4. Medikamente müssen exakt nach Vorschrift gelagert werden. Wer zum Beispiel angebrochene Augentropfen-Fläschchen statt im Kühlschrank im Wohnzimmer stehen lässt, riskiert irreparable Augenschäden. Wegen der hohen Luftfeuchtigkeit und der Temperaturschwankungen gehören Arzneimittel generell nicht ins Bad oder in die Nähe des Küchenherdes.

Ein Tipp noch gegen hartnäckige Verstopfung im Alter: Jeden Tag eine Portion Birnenkompott essen. Keine rohen Birnen, nur die gekochten entfalten die gewünschte Wirkung.

Medikamente richtig einnehmen

Medikamente gehören zum Altern irgendwie dazu. Wer seit Jahren aufgrund chronischer Krankheiten an die regelmäßige Einnahme gewöhnt ist, braucht später im hohen Alter zunächst keine besondere Aufmerksamkeit seitens seiner Kinder. Kommen aber Sehschwäche, Vergesslichkeit oder zitternde Hände hinzu, oder muss sich jemand erstmalig an regelmäßige Medikamenteneinnahme gewöhnen, ist Hilfe oft unumgänglich. Manchmal genügt schon eine Dosierhilfe, welche von Angehörigen wöchentlich neu gefüllt wird. Nützlich ist ebenso ein Tablettenteiler, falls regelmäßig eine halbe Tablette eingenommen werden muss.

Mit 90 noch auf Weltreise

Die Familie empört sich. Gesprächsthema ist seit Wochen der 90-jährige Vater. Besteht er doch tatsächlich darauf, sich im nächsten Sommer seinen Lebenstraum zu erfüllen und in seine Heimat nach Portugal zu fliegen. »Hier kann er keinen Schritt allein tun, aber fliegen will er, nach Portugal«, beklagt sich seine Ehefrau, die ihn überwiegend allein zu Hause versorgt. »Eine Schnapsidee, der kommt nicht mal allein ins Taxi«, wirft die Tochter zornig dazwischen. Aber der Vater bleibt dabei. Er hat von Bekannten erfahren, dass in Geesthacht acht Pflegeheimbewohner mit einigen Pflegekräften der Einrichtung eine Flugreise für eine Woche nach Mallorca gemacht haben. Mit Rollator und Rollstuhl. Alles war gut geplant und organisiert, es war für alle ein bleibendes Erlebnis. (Ich habe in Geesthacht mit Reiseteilnehmern zwei Jahre nach der Reise sprechen können, es war noch immer ein wichtiges Thema. Eine Bewohnerin der Einrichtung flüsterte mir ins Ohr: »Es war meine erste Flugreise im Leben, mit 87 Jahren, und der Schtewwart [gemeint war der Steward], der junge Schtewwart war so schön, ach war der schön.«)

Der Vater findet Verständnis bei seinem Sohn Christian. Der findet die Idee gut. Die Reisevorbereitungen sind langwierig und umfangreich, aber gleichzeitig für viele Wochen eine Beschäftigung, bei der der Vater aktiv mitwirken kann. Geplant werden müssen Hilfsmittel, Medikamente, Transportmittel, Fahrtrouten, Zeitpläne und barrierefreie Unterkunft. Für den Flug können Christian und sein Vater an allen deutschen Verkehrsflughäfen besondere Services und Assistenzleistungen nutzen. Sie müssen nur rechtzeitig angefragt werden.

Praktische Tipps

1. Legen Sie eine Liste an, auf der nach und nach alle Dinge eingetragen werden, die man beim Packen nicht vergessen darf: Telefonnummern, Pass/Ausweis, Auslandskrankenversicherung, Daten der Unfallversicherung, ausreichend Medikamente bei chronischen Erkrankungen, Impfpass, evtl. Blutgruppe usw.
2. Am Abend vor der Reise ist eine reichliche Portion Nudeln ratsam. Die Leber speichert die Kohlenhydrate für 24 Stunden, sodass am Reisetag nur wenig gegessen werden muss und der Blutzucker stabil bleibt. Das Verdauungssystem wird entlastet.
3. Menschen mit Inkontinenz (Blase oder Darm) können in Apotheken spezielle Hilfsmittel bestellen, die eine längere Reisezeit ohne WC-Nutzung ermöglichen.

4. Mittel gegen Flugangst, Übelkeit beim Busfahren, Magen-Darm-Erkrankungen durch fremde Küchen, Insektenstiche und Sonnenbrand gehören im hohen Alter auf jeden Fall in die Reiseapotheke.

5. Menschen mit anerkanntem Pflegegrad können eine Begleitperson mitnehmen, die im Rahmen des sogenannten Entlastungsbetrages nach § 45a SGB XI finanziert wird (Alltagsbegleiter, Betreuungskraft, Gesundheitsbuddy).

Zugreisen

- Die Bahn hat eine spezielle Mobilitätsservice-Zentrale (MSZ) – diese übernimmt das Buchen von Tickets und Reservierungen, schickt Reiseunterlagen per Post nach Hause zu, erteilt Auskunft, in welchen Nachbarländern Begleitpersonen kostenfrei befördert werden.

- Das Gepäck wird oftmals kostenfrei transportiert und aufbewahrt.

- Wer Hilfeleistungen beim Ein-, Aus- und Umsteigen braucht, kann direkt über eine Website Servicepersonal für einen konkreten Bahnhof bestellen.

- Wichtige reiserechtliche Vergünstigen für Menschen mit Behinderungen sollten vorab erfragt werden.

- Ein Leitfaden für die Mitnahme orthopädischer Hilfsmittel steht zur Verfügung. (Informationen dazu auf *www.barrierefrei-unterwegs.de*)

Vorsorge für Notfälle zu Hause

Sicher ist eine so weite Reise in dem Alter die Ausnahme. Gut geplant war sie gut gelungen. Eine gute Planung kann aber auch hilfreich sein, wenn es um weniger erfreuliche Dinge geht, zum Beispiel um Notfälle in der Wohnung.

Neben den bekannten Themen wie Vorsorgevollmacht und Patientenverfügung kann man noch wichtige Kleinigkeiten vorbereiten. Im Eingangsbereich der Wohnung könnte sichtbar ein verschlossener Umschlag liegen, adressiert an den Hausarzt oder Rettungsdienst. Im Umschlag finden sich Kopien vom Personalausweis und Versicherungsausweis, Hinweise auf Krankheiten und Medikamente, eventuell Kopien der Patientenverfügung und Vorsorgevollmacht. Vor allem die Hinweise auf Krankheiten und Medikamente erleichtern dem Rettungsdienst Entscheidungen und können Leben retten. Der verschlossene Umschlag gewährt einen gewissen Datenschutz, dass nicht jeder, der die Wohnung betritt, diese persönlichen Dinge lesen kann.

Sichtbar sollten im Eingangsbereich Telefonnummern von Angehörigen, Hausarzt und Pflegedienst angebracht werden.

Nutzen die Eltern ein Notrufsystem? Dann fragen Sie gelegentlich nach, ob das Armband oder die Kette auch immer getragen werden. Gar nicht so selten sehe ich ein Notfall-Armband im Flur auf einem Schränkchen liegen statt am Arm. Im Notfall würde man dann hingehen und drücken, bekomme ich zur Antwort. Oder der Notfallknopf wird vor dem Duschen abgelegt, aus Angst, Wasser könnte schaden. Bemerken Sie das auch, müssen Sie mit den Eltern sprechen oder nochmals den Anbieter des Notrufsystems um eine häusliche Beratung bitten. Sie wissen doch, was einem die eigenen Kinder sagen, nimmt man nicht so ernst; sagt es ein anderer, hört man eher darauf.

Sturzprävention

Mit jedem Lebensjahr erhöht sich im Alter die Sturzgefahr. Der Begriff »Alterssturz« drückt aus, dass dies ein ganz eigenes Phänomen des Alters wird. Sitzen, Gehen und Stehen erlernt ein Kind in den ersten zwei Lebensjahren. Diese Fähigkeiten sind eng verknüpft mit der Entwicklung von Gehirn, Sinnesorganen und Bewegungsapparat, vor allem mit der Koordinierung dieser drei Systeme. Im Alternsprozess verlangsamen sich diese Informationsprozesse, und schon funktioniert die Feinabstimmung nicht mehr zuverlässig.

Selbst das ganz normale ruhige Gehen ist ein komplexer Austausch von Informationen: Gehirn und Augen müssen permanent den Weg nach vorn und den Boden unter den Füßen erfassen. Schritt für Schritt sendet danach das Gehirn passende Stromimpulse an die Muskulatur, welche die Beine geordnet bewegt, dabei die Füße immer wieder anhebt. Darüber denken wir gar nicht nach, wir gehen einfach. Erhält nun der sogenannte Fußheber-Muskel seinen Befehl nur einen kurzen Moment zu spät und stößt der Fuß genau dann an einen sonst kaum wahrgenommenen hervorstehenden Stein auf dem täglichen Fußweg, stolpert der Mensch. In früheren Jahren hätte sein Gleichgewichtssinn den Körper sofort wieder in die Balance gebracht, es wäre niemals zum Sturz gekommen. Im Alter, leider wirklich schon ab 60, kann es zur Verzögerung der Balance kommen und damit zur Gefahr, dass Sie stürzen. Übrigens sind Teppichkanten genau diese Stolperstellen in Wohnungen. »Ach was, ich wohne seit 40 Jahren in der Wohnung und bin noch nie über meinen Teppich oder Läufer gestolpert, ich kenne mei-

Stolperfallen vermeiden (39)

- Wenig Möbel im Zimmer, um jedes Möbel sollte 1,20 m Freiraum sein.
- Möbel nach den Gewohnheiten des Bewohners aufstellen, nicht nach ästhetischen Gesichtspunkten. Ein Sessel, der offenbar im Weg steht, kann für den alten Menschen der Haltegriff auf seinem Weg durch die Wohnung sein.
- Haltegriffe in Dusche, Wanne und in Toilettennähe anbringen.
- Toilettensitzerhöhungen nutzen, um das Aufstehen zu erleichtern.
- Antirutschmatte in Dusche und Wanne legen.
- Sitzgelegenheit im Bad, wenn möglich auch in der Dusche.
- Nachtlichter auf häufig benutzten Wegen in der Wohnung.
- Treppen gut ausleuchten.
- Treppenstufen mit rutschfestem Belag, Gummistreifen an Steinstufen anbringen.
- Türschwellen entfernen oder mit Farbe sichtbar streichen.
- Tritte und Leitern so aufbewahren, dass sie schnell griffbereit sind, sonst nimmt man sie doch nicht; nur intakte Leitern mit GS-Zeichen verwenden, dieses steht für »Geprüfte Sicherheit«.
- Verlängerungsschnüre auf der ganzen Länge mit Klebeband fixieren. Besser noch sind zusätzliche Steckdosen.

ne Wohnung. Außerdem hat mein Sohn alle Teppichkanten verklebt, der passt schon auf mich auf«, antwortet mir Frau Scholzenburg während meiner Beratung. Leider irrt sie, die Teppichkante bleibt trotz Ankleben eine Teppichkante!

Eine andere Stolperfalle erscheint im ersten Moment völlig überraschend. Wann würden Sie Sturzgefahr vermuten – beim Betreten des gefliesten Bades oder beim Verlassen? Das Verlassen ist die größere Gefahr! Wenn die Füße vom glatten Fliesenboden auf den eventuell stumpfen Belag mit Auslegware treten, dann stockt der Fuß, und der Gleichgewichtssinn fängt den kurzen Impuls nicht schnell genug auf – der Mensch stürzt.

Im Jahr 2017 waren in der Altersgruppe 85 plus von insgesamt 5 657 tödlichen Unfallursachen in der Häuslichkeit 5 113 Stürze. (38)

Rollator nur beim Fachmann kaufen

Der Rollator ist in meinen Augen die größte Innovation für das selbstbestimmte Leben im Alter. Vor dessen Erfindung haben Kommunalplaner beispielsweise diskutiert, wie viele Tausend Bänke im öffentlichen Raum eine Stadt im Jahr 2000 bräuchte, für wie viele Sitzgelegenheiten künftig in Supermärkten Platz geplant werden müsste, um alten Menschen eine angemessene soziale Teilhabe zu ermöglichen. Die Herausforderung schien kaum umsetzbar. Heute bringen die Menschen mit Mobilitätseinschränkungen ihre Sitzgelegenheit einfach mit. An jeden beliebigen Ort. Perfekt!

Wäre da nicht doch ein Problem. Fast alle Menschen, die ich auf der Straße mit einem Rollator sehe, benutzen ihn falsch. Sie beugen sich nach vorn und schieben den Rollator vor sich her. Das hat fatale Folgen für die Rückenmuskulatur. Diese baut nämlich ab, weil das gerade Aufrichten des Oberkörpers nicht mehr erfolgt. Und dadurch werden Rückenschmerzen zum Alltagsbegleiter. Der gesunde Gang am Rollator sieht anders aus. Der Mensch stellt sich zwischen die beiden Griffe aufrecht hin, hält die Arme senkrecht nach unten und umfasst die Griffe. Er läuft aufrecht mit dem Rollator und schiebt diesen nicht gebeugt vor sich her. Das gelingt natürlich nur, wenn die Höhe des Rollators genau auf den Nutzer eingestellt ist. Ermuntern Sie Ihre Eltern zu einem Beratungsgespräch in einem Fachgeschäft, zum Beispiel in einem Sanitätshaus. Auf Wunsch werden Beratungen auch in der Wohnung angeboten – egal, ob bereits ein Rollator vorhanden ist oder eine Erstanschaffung bevorsteht. Sie werden staunen, wie breitgefächert das Angebot ist, welche klug ausgetüftelten Raffinessen Rollatoren heute haben.

Wo wird der Rollator am häufigsten genutzt? Auf glatten Wegen, auf Kopfsteinpflaster, in der freien Natur, in Bus und Bahn, in der Wohnung? Soll er einen Einkaufskorb haben, soll er als Sitzgelegenheit dienen? Ist der Nutzer übergewichtig und braucht einen breiten Sitz mit hoher Tragkraft? Muss das Gerät oft in ein Auto gepackt oder Treppen hochgetragen werden? Gibt es einen ausreichend großen und ggf. diebstahlsicheren Abstellort? All das will überlegt sein. Für jede Besonderheit finden sich Angebote. »Das hat uns nie einer gesagt, meine Mutter hat den Rollator gleich im Krankenhaus bekommen, und der hat das alles nicht«, erzählt mir eine Tochter enttäuscht. Ich ermuntere sie, der Mutter einen neuen Rollator zu kaufen, da die Krankenkassen verständlicherweise nur einfache Modelle bereitstellen. Sie vermuten richtig, ein guter Rollator ist kein Billigprodukt. Unterstützen Sie die Kaufentscheidung der Eltern doch mit dem Argument, dass Mobilität in jedem Lebensalter Geld kostet, ob Kinderwagen, Fahrrad oder Auto. Ihre Eltern werden den neuen Rollator genießen und die Entscheidung nicht bereuen. Vorsorglich können Sie mit dem Fachhändler über eine kurze Probezeit sprechen und ggf. das Modell noch einmal umtauschen. »Mein Rollator ist mein Freund, den gebe ich nicht mehr her.« Glück braucht manchmal wenig Worte.

Für jeden Rollator gilt: Er soll nur genutzt werden, wenn es ohne nicht geht. Das ist der zweite Fehler, den alte Menschen oft machen. Aus Bequemlichkeit wird er selbst für kurze Strecken genutzt, die bisher auch ohne Hilfe bewältigt wurden. Der Körper gewöhnt sich daran, weitere Muskeln werden abgebaut, und nach kurzer Zeit geht es wirklich nicht mehr ohne. Bequemlichkeit ist Gift für den Bewegungsapparat.

Ihre Eltern müssen auch lernen, wie sie mit dem Rollator Bahn und Bus nutzen. Wichtigste Regel: Vorwärts einsteigen, rückwärts aussteigen. Beim Aussteigen vorwärts können sich die Räder zwischen Bahn und Bordstein verkanten, das plötzliche Abstoppen führt dann zum Sturz. Oder der Rollator ist für den alten Menschen etwas schwer, das Gewicht zieht nach unten, der Mensch stürzt (wenn die Ausstiegs-Plattform wie in Bussen leicht nach unten geneigt ist). Beobachten Sie beim nächsten Mal, wie Rollstuhlfahrer aussteigen – immer rückwärts. In der Bahn darf der Rollator aus Sicherheitsgründen nicht als Sitzplatz genutzt werden. Im Falle einer Vollbremsung wird schon bei einer Geschwindigkeit von nur 30 km/h der Rollator samt Person durch das Fahrzeug geschleudert. Der Rollator wird besser mit angezogener Bremse abgestellt, und der Fahrgast setzt sich auf einen regulären Sitzplatz in der Nähe des Rollators. Ich ahne sofort das Gegenargument, dass dort fast nie ein Platz frei ist und keiner aufsteht. Hier beginnt ein Lernprozess. Alte Menschen müssen es wirklich üben, freundlich um einen Platz zu bitten. Eine Absage erhalten sie nicht. Freche Antworten von jungen Menschen erhalten nur die, die selbst unfreundlich und barsch einen Platz fordern.

Unterwegs mit dem Rollator

In vielen Städten werden spezielle Rollator-Trainings für Bus und Bahn bzw. Mobilitätstrainings für Senioren angeboten. Manchmal laden die Verkehrsbetriebe dazu ein, manchmal organisieren das Seniorenvereine und Senioreneinrichtungen. Empfehlenswert ist das Buch *Rollator-Fit. Bewegungsideen für mehr Mobilität* von Heidi Lindner, Michael Lindner, Renate Richter, Verlag Meyer & Meyer, 2015.

Vater will seinen Führerschein nicht abgeben

»Dann steck mich doch gleich ins Heim!« Mit diesem empörten Ausruf reagiert der Vater auf die Bemerkung seines Sohnes, er solle seinen Führerschein endlich abgeben, weil er nicht mehr sicher Auto fahren kann. Nach einem Herzinfarkt im Alter von 86 Jahren ist diese Sorge des Sohnes durchaus berechtigt. Es geht dabei nicht nur um die Sicherheit des Vaters selbst, es geht auch um eine mögliche Gefährdung anderer Menschen. Die heftige Abwehrreaktion des Vaters ist jedoch vielen Familien bekannt. Allein die Andeutung, einen freiwilligen Fahrtauglichkeitstest machen zu lassen, wird als Zumutung zurückgewiesen. Kinder denken dann oft an Altersstarrsinn und Unvernunft. Unsere alten Väter denken an Entmündigung. (Noch sind es überwiegend die Väter, aber auch die erste Müttergeneration mit Führerschein rückt in diese Altersgruppe vor.) Die Kinder fühlen sich verantwortlich, die Väter fühlen sich gekränkt.

Vorwürfe und Schreckensberichte über die Unfallstatistik älterer Autofahrer helfen hier nicht weiter. Zunächst müssen Kinder sich in die Situation hineinversetzen, was der Verlust des Führerscheins für einen Menschen bedeutet. Mit der Fahrerlaubnis geht ein großes Stück an Freiheit verloren, denn Mobilität ist im Alter immer schwieriger zu erhalten. Ein Einkauf zu Fuß oder per Fahrrad ist vielleicht körperlich nicht mehr zu verkraften. Das geliebte Gartengrundstück ist nur mit einem Auto erreichbar. Die Fahrt zu den Enkelkindern mit Bus oder Bahn ist viel zu beschwerlich. Ohne Führerschein werden schlagartig große Lebensbereiche zu Problembereichen. Die Abhängigkeit – auch von den Kindern – nimmt dramatisch zu ohne Führerschein.

Besser als Vorwürfe sind Gespräche darüber, wie gut der Vater trotz seines Alters und seines Herzinfarktes das Leben noch im Griff hat. Eine Anerkennung, dass er seinen Kindern ein Vorbild für den Umgang mit schwierigen Lebenssituationen ist, nimmt Ängste und schafft Vertrauen. Vermeiden Sie schnelle Vorwürfe, wenn Sie Fahrfehler beim Vater bemerkt haben. Erinnern Sie sich an Ihre fehlerhaften Fahranfänge – durfte der Vater Ihnen da Vorschriften machen? Sie können jedoch nach der Fahrt eine Rückmeldung geben, beispielsweise so: »Dafür, dass du nach sechs Wochen Krankheit zum ersten Mal wieder selbst fährst, bist du gut drauf. So sicher wie sonst habe ich dich aber nicht erlebt. Hast du Angst, dir könnte am Steuer etwas passieren mit dem kranken Herzen?« Halten Sie sich zurück mit Aussagen, was der Vater tun soll. Stellen Sie lieber Fragen und setzen damit ein Nachdenken in Gang: »Hast du schon mal daran gedacht, einen freiwilligen Fahrtauglichkeitstest zu machen? Ist doch nicht verkehrt, wenn du bescheinigt bekommst, dass alles in Ordnung ist.«

Bemerken Sie jedoch die zunehmende Unsicherheit und Fahrfehler beim Vater, müssen Sie das natürlich einmal ansprechen. Aber nie mit einem Vorwurf oder einer Drohung. Dann verhalten sich auch alte Menschen manchmal wenig erwachsenengerecht. Sie verleugnen, sie verheimlichen, sie weichen dem Konflikt mit einer Lüge aus und fahren (trotzig) weiter. Teilen Sie Ihre Beobachtung einfach nur sachlich mit. Verweigert er hartnäckig jedes Gespräch über Fahrtauglichkeit und Führerscheinrückgabe, ist es letztendlich besser, Sie ermuntern ihn zur täglichen Übung. Bestätigen Sie ihm, dass die tägliche Fahrt auf einer bekannten kurzen Strecke ihm hilft, seine Fähigkeit zum Fahren nicht zu verlieren. Beraten Sie sich mit ihm, welche Möglichkeiten für unbekannte oder weitere Strecken er künftig nutzen kann. Ob Sie selbst sich als Fahrer anbieten oder über ein Taxi sprechen, ist situationsabhängig. Vielleicht ist der Vater offen für einen Test, wenn Sie das gefürchtete Wort »Fahrtauglichkeitstest« ersetzen durch »Mobilitäts-Check«. Vielleicht machen Sie selbst auch gleich den Test/Check. Wenn Ihr Vater 86 ist, sind Sie als Sohn/Tochter sicher auch im Alter um die 60 Jahre. Und aus Sicht junger Fahrer sind Sie auch alte Fahrer. Wie empört würden Sie reagieren, wenn ein 18-jähriger Fahranfänger Ihnen bei einem kleinen Fahrfehler zuruft,

Beispiele für Fahrunsicherheit bei beginnender Demenz

- Verkehrsschilder werden nicht mehr erkannt. Der Fahrer redet sich heraus, das Schild wäre verdeckt gewesen, er konnte es nicht sehen.
- An der Kreuzung hält er an, obwohl er Vorfahrt hat. Seine Unsicherheit überspielt er, man könne ja auch mal nett zu anderen sein und müsse nicht immer auf sein Recht pochen.
- Auf dem bekannten Heimweg verfährt er sich. Er lächelt die Peinlichkeit weg mit der Bemerkung, er wolle eben zur Abwechslung mal eine andere Strecke fahren. Mal sehen, was neu gebaut ist.
- Er fährt auffällig langsam, auch auf ihm bekannten Strecken. Sprechen Sie ihn darauf an, wird er abwiegeln, dass man ja nicht immer rasen muss.
- Zeigt ein bisher besonnener und rücksichtsvoller Fahrer aber auffällig aggressives Fahrverhalten, kann dies ebenfalls ein Hinweis sein.

Sie sollten mal lieber den Führschein abgeben? Freiwillige Mobilitäts-Checks bieten der ADAC und die DEKRA an, eventuell unter einer anderen Bezeichnung.

Ein besonderes Problem entsteht, wenn ein Elternteil eine Demenz hat und noch immer mit dem Auto fährt. In Begutachtungs-Leitlinien zur Kraftfahrereignung wird zwar kein grundsätzliches Fahrverbot bei leichter Demenz gefordert, aber die individuelle Fahreignung kann zusätzlich durch Medikamente, Müdigkeit, Schwindel und ungünstige Straßenbedingungen zeitlich erheblich beeinträchtigt sein. Angehörige haben es fast immer sehr, sehr schwer, bei einer Demenzerkrankung eine Einsicht in die Abgabe des Führerscheins zu erreichen. Sollten Sie mit Gesprächen und ärztlicher Beratung nicht weiterkommen, können Sie bei der Deutschen Alzheimer Gesellschaft Informationsbroschüren speziell zum Thema Autofahren und Demenz erhalten. Auch als Download. (40)

Mutter will keine Vorsorgevollmacht ausstellen

Für alte Eltern ist es kein leichter Schritt, eine Vorsorgevollmacht an die Kinder zu übergeben. Sie befürchten, sie gäben damit ihr selbstbestimmtes Leben aus der Hand. Dem ist zwar nicht so, da die Vollmacht erst wirksam wird, wenn der Vollmachtgeber vorübergehend oder überhaupt nicht mehr geschäftsfähig ist. Auch wenn Kinder so gut wie nie eine erteilte Vollmacht ausnutzen, steckt der Teufel manchmal im Detail. Der Schwiegersohn von Frau Leberecht hat mit der Vollmacht ihr Konto auf Onlinebanking umgestellt. Er hebt kein Geld ab, aber er kann nun jederzeit die Kontobewegungen sehen. Dann fragt er manchmal mit leichtem Vorwurf: »Was hast du denn da schon wieder gekauft?« oder »Musst du in deinem Alter wirklich alle zwei Wochen zum Friseur gehen, was das kostet.« Meine Bemerkung, sie könne doch die Bankvollmacht widerrufen und das Onlinebanking beenden, legte den inneren Konflikt von Frau Leberecht offen. Die Kinder kümmern sich gut um sie, manchmal in ihrem Verständnis sogar zu gut. Sie will ihre Kinder nicht brüskieren, weil sie sie ja doch braucht. Deshalb erträgt sie die gefühlte Entmündigung und schweigt. Es ist kein gravierendes Problem, es tut nur ein wenig weh.

171

Ernsthafte Probleme bereiten umgekehrt alte Eltern, die sich strikt weigern, eine Vollmacht auszustellen. »So alt bin ich noch nicht«, »Könnt wohl nicht abwarten, dass ich sterbe«, »Meine Eltern hatten auch keine Vollmacht, und wir haben uns trotzdem gekümmert« sind Abwehrreaktionen, die sicher einigen von Ihnen bekannt vorkommen. Versuchen Sie immer mal wieder, dieses Thema anzusprechen, aber erzeugen Sie keinen Druck und machen Sie den Eltern keine Ängste, was alles passieren könnte. Geben Sie nicht gleich auf.

Tochter Petra konnte ihre allein lebende Mutter mit folgendem Argument überzeugen: »Wenn ein Mensch aus irgendeinem Grund nicht selbst für sich entscheiden kann, dann muss ein anderer für ihn entscheiden. Jede Person entscheidet selbst, wem sie eine Vollmacht anvertraut. Wenn du aber keine Vollmacht für eines deiner Kinder ausstellst, geht der Gesetzgeber davon aus, dass du deinen Kindern nicht vertrauen kannst. Dann wird ein fremder Mensch als Betreuer für dich eingesetzt, und ich dürfte gar nichts mehr für dich entscheiden. Nicht, wo du wohnst, nicht, wie oft ich dich besuche, nichts. Der fremde Mensch darf und muss dann alles für dich entscheiden, bis du wieder alle Geschäfte selbst erledigen kannst.« Petra legt der Mutter dann den Vordruck einer Vollmacht auf den Tisch. »Lies es dir doch einfach mal durch. Wir können gern auch zu einer Beratung gehen, zum Verbraucherschutz oder zum Humanistischen Verband Deutschlands. Denk bitte einfach darüber in Ruhe nach.«

Die Mutter unterschreibt nach 14 Tagen und erteilt gleich die Generalvollmacht, welche die Bereiche Gesundheit/Pflege, Aufenthalt/Wohnungsangelegenheiten, Behörden, Vermögenssorge, Post/Fernmeldeverkehr, Vertretung vor Gericht,

Betreuungsverfügung und Geltung über den Tod hinaus umfasst. Eine Vollmacht kann aber zunächst auch nur für eine oder wenige Positionen erteilt und nach und nach erweitert werden. Das entscheidet der Vollmachtgeber. Wichtig ist für Bankgeschäfte trotz der Vollmacht immer ein persönliches Gespräch vor Ort. Bei der Bank muss persönlich eine Bankvollmacht hinterlegt werden.

Wird die Vollmacht auch für den Bereich Gesundheit und Pflege erteilt, ist eine zusätzliche Patientenverfügung nicht mehr erforderlich, kann aber eine sinnvolle Ergänzung sein.

Die jeweils aktuelle Broschüre zum Betreuungsrecht und Formulare für eine Vorsorgevollmacht erhalten Sie kostenlos vom Bundesministerium der Justiz und für Verbraucherschutz. (41) Andere Broschüren können veraltet sein.

Eine Altersdepression kann erdrücken

Niedergeschlagenheit und bedrückt sein gehören zum normalen Alltag. Sie sind eine völlig gesunde Reaktion auf belastende Ereignisse, z.B. durch Verlust der Selbstständigkeit, bei Verlust einer geliebten Person, bei Verlust des körperlichen Wohlbefindens. Diese normale Trauer um Verluste wird dann zur Depression, wenn derjenige an dem bedrückenden Gefühl festhält und nicht Abschied nehmen kann von dem, um das er trauert. Vereinsamung, Verwitwung, Wechsel der vertrauten Wohnumgebung, auch medizinische Ursachen wie Bluthochdruck, Herzerkrankungen und Medikamente sind als Ursachen von Altersdepressionen bekannt.

Depressionen sind ein Begriff für viele und gleichzeitig sehr unterschiedliche psychische Zustände, die ein Mensch empfinden kann. Es gibt für die Schwere einer Depression kein Maßband, es gibt nur das subjektive Erleben und Empfinden, welches Betroffene oft selbst nicht in Worte fassen können. Eine Art der Depression ist typisch für das Alter und wird deshalb auch Altersdepression genannt. Es ist eher eine lang andauernde depressive Verstimmung, weniger eine schwere Depression. (42) (43)

Bei einer Depression spielen zwei Aspekte eine Rolle: die Gefühle und der Antrieb. Manchmal rutschen nur die Gefühle in den Keller, aber der Mensch funktioniert noch und bewältigt den normalen Alltag. Diese Form nennt man auch lavierte (maskierte) Depression. Der Betroffene will seine Depression nicht zeigen und verbirgt sie hinter einem Lächeln. Bei der anderen Form ist das Gefühl der Verzweiflung gar nicht so ausgeprägt, aber der Antrieb geht verloren. Im schlimmsten Fall würde sich ein Erkrankter nicht einmal mehr mit Essen versorgen, wenn er allein lebt. Bei den meisten Depressionen rutschen Gefühle und Antrieb gemeinsam in den Keller.

Symptome der Depression können sich zeigen in lang anhaltender Traurigkeit, Freudlosigkeit, Angst und Rückzugstendenzen. Manchmal entwickelt sich bei alten Menschen eine so starke Vergesslichkeit und Antriebsarmut, dass man eher an eine Demenz statt an eine Depression denkt. Ein kleiner Hinweis, aber keine verlässliche Abgrenzung, wäre folgende Beobachtung: Depressive haben meist ein Morgentief und zeigen abends deutliche Besserung, während Menschen mit Demenz morgens oft noch gut drauf sind und im Verlauf des Tags abfallen in Aktivität und Aufmerksamkeit.

Nachfolgend will ich weniger das Leiden der Betroffenen darstellen, sondern das Leiden der Angehörigen und Freunde, die eine Depression auch oft über lange Zeit aushalten müssen. Eine Depression gehört immer in fachärztliche Behandlung, Sie können weder durch größtes Verständnis, unendliche Geduld noch durch falsche Forderungen diese Krankheit beeinflussen. Sie können nur sich selbst schützen, sonst haben Sie am Ende auch eine Depression durch emotionale Erschöpfung. Ein Mensch in einer Depression kann Sie förmlich aussaugen mit seinen Erwartungen an Ihre Zuwendung. Das gehört zum Krankheitsbild und ist kein böser Wille des Betroffenen. Zum Wesen der Krankheit Depression gehört der soziale Rückzug. Nach und nach werden soziale Kontakte abgeschnitten, außer zu ein bis zwei Bezugspersonen. Diese sollen dann aber nach Möglichkeit rund um die Uhr zur Verfügung stehen, wenn der Depressive danach verlangt.

Herbert ist genau das passiert. Er erzählt mir von einer Jugendfreundschaft. Sein Schulfreund Eckhardt ruft nach Jahren der Funkstille seit einigen Wochen immer mal wieder an, die Abstände werden kleiner. Seine Frau ist verstorben, und es geht ihm sehr schlecht. Er klagt, dass er ganz allein sei, keiner würde ihm helfen und so weiter. Nur auf ihn, Herbert, hätte er sich immer verlassen können, seit nunmehr 61 Jahren. Er wäre der einzige wirkliche Freund in seinem Leben. Jetzt schnappt die Falle zu, sage ich immer. Wer hört so etwas nicht gern, wer fühlt sich nicht gleich verantwortlich, wenn jemand so etwas sagt. Da er Eckhardt mag, fährt er hin, hilft ihm hin und wieder, lässt die inzwischen täglichen Anrufe zu. Es ist ihm nach einigen Wochen inzwischen schon zu anstrengend, er will es aber nicht sagen, will das gute Bild von sich nicht zerstören. Herberts Ehefrau ist bereits verärgert. Er soll das bitte lassen. Er kann nicht, will nicht enttäuschen. Es geht über Monate weiter. Die Anrufe werden länger, dann kommt irgendwann das Thema Suizid ins Gespräch. Herbert ist inzwischen so frustriert und auf Eckhardt wütend, dass er eines Tages am Telefon schreit, er solle ihn endlich wieder in Ruhe lassen, er könne nicht mehr, er solle zum Psychiater gehen, er soll nur nie, nie wieder anrufen. Das Ende dieser Freundschaft war vorprogrammiert. Herbert hätte es nur verhindern können, wenn er viel früher die Anrufe eingegrenzt und klare Absprachen getroffen hätte, wie lange und worüber sie am Telefon sprechen. Er war gutmütig, konnte nicht wissen, dass seine Geduld und Anteilnahme eine Altersdepression nicht heilen können. Seine Hilfsbereitschaft könnte eine Therapie jedoch sinnvoll begleiten, falls der Kranke eine Therapie zulässt.

Zur Altersdepression gehören auch versteckte Vorwürfe. Dann hört man plötzlich »Es hat ja nie jemand Zeit«, obwohl nie vorher mal gesagt wurde, was man braucht. Manchmal denke ich, diese Art der Kommunikation ist eine Besonderheit unserer Müttergeneration und nicht nur ein Teil einer Depression. Nicht sagen, was man will, aber beleidigt sein, wenn Wünsche nicht erraten werden. Wurden die Mädchen früher so erzogen und aufs Leben vorbereitet, nichts zu fordern? Bis zum hohen Alter haben unsere Mütter auch kaum Hilfe gebraucht und deshalb nie geübt, Hilfe offen und selbstverständlich anzufragen. Das macht das Miteinander manchmal schwer.

Von Altersgeiz bis Verarmungswahn

Ein weiteres typisches Signal der Altersdepression kann Verarmungswahn sein. Er wird oft abwertend als Altersgeiz bezeichnet, kann aber für den Betroffenen so quälend sein, dass es unser Mitleid herausfordert. Herr Lange zum Beispiel versorgt seinen 78-jährigen Vater, der zur Depression auch eine Demenz im Anfangsstadium hat und mit in dem Drei-Generationen-Haushalt lebt. Die familiäre Stimmung ist gut, man hat sich auf die Situation eingestellt. Eines Tages begann der alte Vater vor der Familie während des Abendessens völlig überraschend zu betteln: »Bringt mich doch um, bringt mich doch bloß um. Ich bin doch nur noch eine Last für euch, ihr braucht doch euer Geld für euch, ich kann euch doch nicht immer alles wegessen.« Sprachlos und überfordert saß die Familie am Tisch. Sein Sohn versuchte, ihn zu trösten, er würde doch nicht zur Last fallen, er hätte doch genug Geld, er würde doch noch von seiner Rente etwas abgeben. Das Sparbuch wurde gezeigt, die Kontoauszüge wurden gezeigt, der Vater ließ nicht ab. Betroffen brachte der Sohn seinen Vater dann in dessen Zimmer, wo er sich beruhigte. Am nächsten und an weiteren Abenden wiederholte sich dieses Betteln. Bis der Sohn verstand: Der Vater kann die sachlichen Argumente gegen die vermeintliche Armut nicht akzeptieren. Das ist typisch für jede Wahnerkrankung, auch ohne zusätzliche Demenz. Sie können mit noch so vielen Argumenten, Belegen und Tatsachen aufwarten, einen Wahn beenden Sie damit niemals. Keinen Eifersuchtswahn, keinen Verfolgungswahn, auch keinen anderen Wahn.

So hat Herr Lange seinem Vater geholfen

So verhält sich Herr Lange:	Das wird damit zum Ausdruck gebracht:
»Vater, wenn jetzt dein ganzes Geld alle ist, willst du dann nicht doch vielleicht dein Auto verkaufen, das du schon seit einem Jahr nicht mehr fährst?«	Die Angst der Verarmung wird vom Sohn damit bestätigt, nicht ausgeredet. Der Vater hört zu und wehrt nicht ab.
»Für das Auto bekommen wir bestimmt noch ganz viel Geld. Du hast es doch immer so gut gepflegt, und es fährt doch noch wunderbar. Bestimmt lässt es sich gut verkaufen. Soll ich mich darum kümmern?«	Der Sohn wertet den Vater auf, indem er über dessen ›Heiligtum Auto‹ so gut spricht.
Das alte Auto wurde für nur 50 Euro weggegeben. Der Sohn legt eine große Tüte mit sehr viel Hartgeld und vielen kleinen Scheinen auf den Tisch und holt dann seinen Vater dazu. »Sieh mal, Vati, so viel Geld habe ich für dein Auto noch bekommen. Das reicht für ewig, da kannst du hundert werden, es wird nicht mehr alle.«	Der Sohn spricht mit der sichtbaren Menge des Geldes das Gefühl des Vaters an, der den wahren Wert aufgrund der Demenz nicht mehr erfassen kann. Der Vater fühlt sich beruhigt und lächelt. Der Sohn wiederholt diese Szene noch ein paar Abende, um die Erinnerung an das viele Geld zu festigen.

»Vater, soll ich das viele Geld vielleicht zur Sparkasse bringen, damit es nicht gestohlen werden kann? Immer wenn du Geld brauchst, holen wir es dann wieder ab.«	Der Vater hat Erinnerungen, dass man Geld zur Sparkasse bringt, und stimmt zu.
Das Gespräch konnte nur so geführt werden, weil der Verarmungswahn in Kopplung mit einer Demenz auftrat. Ob dieses Thema damit nur vorübergehend oder dauerhaft beendet ist, kann keiner vorhersagen.	

Der eingebildete Kranke ist auch depressiv

Zum Krankheitsbild Depression gehört auch oft der Krankheitswahn, als Hypochondrie bekannt. Die Wahrnehmung des Hypochonders richtet sich stark nach innen, ist fast nur noch auf sich selbst und seine eigene Befindlichkeit gerichtet. Er bringt dadurch manche Familien regelrecht zur Weißglut. Egal ob am Telefon oder beim Besuch, egal ob große Familienfeier oder nur Gespräch zu zweit, egal ob es einem selbst nicht gut geht, immer und immer wieder jammert der andere über eine immer wieder neue Krankheit.

»Ich kann es nicht mehr hören«, stöhnt Schwiegertochter Ilona. »Bei jeder Nachfrage, wie es ihr geht, kommt es weinerlich: Aaach, heute so gar nicht gut. Beginne ich das Gespräch ohne Nachfrage mit meinem Thema, habe ich nur

179

einen Satz zur Verfügung, schon fällt sie mir wieder ins Wort mit neuen Beschwerden. Laden wir sie zu unseren Familienfeiern ein, kommt spätestens am selben Tag früh der Anruf, sie habe solche Schmerzen, könne gar nicht raus. Ich kann es nicht mehr ertragen.« So oder ähnlich beschreiben alle betroffenen Angehörigen das Leben mit einem Hypochonder. Zunächst muss man akzeptieren, dass Krankheitswahn eine Krankheit ist und kein schlechter Charakter. Die Schwiegermutter überlegt vorher nicht, wie sie Ilona am Telefon wieder ärgern oder worüber sie jammern könnte. Sie spürt ihre Beschwerden tatsächlich und fühlt sich von keinem ernst genommen, auch nicht von Ärzten. Deshalb steigert sich das Mitteilungsbedürfnis nach und nach bis ins Unerträgliche für die anderen.

Wie beim Beispiel Verarmungswahn gilt auch hier, dass Sie durch Widerspruch, Ausreden und sachliche Argumente keine Veränderung erreichen. Sie können noch so freundlich, geduldig oder vehement widerlegen – keine Chance auf Besserung. Was Sie tun können, um die Situation für sich selbst erträglich zu halten, wäre eine Bestätigung von Gefühlen der Schwiegermutter. Denn Ängste und Schmerzen hat sie wahrscheinlich tatsächlich, das spielt sie nicht vor. Wenn Sie das akzeptieren können, fällt Ihnen ein Gespräch dieser Art nicht mehr schwer: »Ich kann verstehen, dass du Angst bekommst, wenn der Kopf schon tagelang wehtut. Es ist quälend, wenn ständig irgendetwas schmerzt und kein Arzt eine Ursache findet. Das macht dir schon zu schaffen, ich weiß. Vielleicht hast du die Schmerzkrankheit, von der hast du doch auch schon gelesen. Es gibt Menschen, denen immer etwas wehtut, ohne dass ein Arzt eine Ursache finden kann.« Wenn Sie gut drauf sind, und nur dann, nicht im Zorn, dürfen Sie auch ehrlich weitersprechen. »Aber bitte sei nicht böse auf mich, wenn ich das ständige Jammern nicht mehr ertrage und manchmal so barsch antworte. Ich komme schon gar nicht mehr gern zu dir, es ist so anstrengend.«

Zusammenfassend lässt sich sagen: Sie können nicht verändern, wie der Depressive die Dinge sieht. Versuchen Sie es nicht mit gut gemeinten Ratschlägen, doch einmal zu verreisen, mal etwas Schönes zu kaufen, mal Wellness zu machen. Das bringt gar nichts. Verlangen Sie nie, der andere solle sich zusammenreißen, das kann er nämlich nicht. Vielleicht sind für diesen Angehörigen oder diese Freundin Psychopharmaka das Mittel der Wahl. Richtig eingesetzt, sind sie besser als ihr Ruf.

Angst, Panik, Depression

Depression kann auch als erlernte Hilflosigkeit interpretiert werden. Die Erfahrung, die eigene Situation nicht ändern zu können, führt zur Hilflosigkeit. Der Schweizer Psychiater Raymond Battegay sieht in Angst, Panik und Depression drei abgestuft wirksame Reaktionen, um auf existenzielle Bedrohung zu reagieren. Eine Depression wird erst dann ausgelöst, wenn Angst- und Panikreaktion nicht mehr ausreichen!

Demenz ist der Abschied vom Ich

Mutter, Vater oder vielleicht sogar den Lebenspartner auf dem Weg in die Demenz zu begleiten, gehört zu den größten Herausforderungen familiärer Hilfe. Jeder Demenzkranke ist anders, und jeder Demenzkranke ist jeden Tag anders. Demenz ist ein langsamer Abschied vom Ich. Die zunehmende Vergesslichkeit sowie die Desorientierung zu Ort, Zeit, Raum und Biografie sind dabei nicht immer die größten Probleme. Viel schwerer sind von den Angehörigen die emotionalen Belastungen zu verarbeiten. Demenzkranke Menschen verlieren nach und nach die Kontrolle über ihre Gefühle. Sie können ungerecht sein, verletzend, weinerlich, ängstlich, aufbrausend, apathisch, unruhig, ungeduldig, aber zum Glück oft auch sehr liebenswürdig.

Bei allen noch so schwierigen Verhaltensweisen müssen Angehörige sich immer und immer wieder sagen: »Er ist nicht böse, er kann nichts dafür, es ist seine Krankheit.«

Demenzen verstehen heißt, die Menschen zu verstehen

Das Wort »Demenz« setzt sich zusammen aus *de* = weg und *mens* = Geist. Der Geist geht verloren. Wir sagen, der Mensch ist verwirrt. Es gibt mehr als 50 verschiedene Demenzerkrankungen; Alzheimer-Demenz ist nur eine davon. Es gibt auch die Frontotemporale Demenz, die Parkinson-Demenz, die Lewy-Body-Demenz, die Multi-Infarkt-Demenz, eine Eisenmangel-Demenz, eine Hypothyreose-Demenz und viele mehr. Die verschiedenen Demenzarten entwickeln sich in unterschiedlichem Tempo. Manche führen schnell zu einer unübersehbaren Verwirrtheit, andere entwickeln sich langsam über viele Monate, manche in Schüben. Für die Betreuung der Eltern spielt die Diagnose weniger eine Rolle. Sie müssen sich auf jede Situation neu einstellen, egal welche Demenz der Erkrankte hat.

Je älter ein Mensch bei den ersten Symptomen ist, desto langsamer entwickelt sich die Demenz. Das hängt mit dem

Stoffwechsel in den Gehirnzellen zusammen. Je älter, desto langsamer, auch die krankhaften Prozesse. Vom Krebs sagt man das ebenfalls.

Manchmal höre ich: »Der Demenzkranke merkt es doch selbst nicht, er leidet vielleicht gar nicht.« Das ist ein großer Irrtum. Eine beginnende Demenz merkt ein Mensch. Er fühlt sich anfangs beschämt, gedemütigt, seine Fehler sind ihm selbst peinlich, er versucht sie zu vertuschen. Dann wird oft die Fassadentechnik eingesetzt, um eigene Fehler zu überspielen.

Herr Zumbeil wird gefragt, wie alt er ist und wann er geboren ist. Er antwortet: »Ach, da fragen Sie mich ja wieder etwas Schweres. Ja, wie alt bin ich denn? Jahrgang 36. Wie alt bin ich denn dann? 37, oder nicht?« Am Lächeln der Gesprächspartnerin spürt er sofort, dass seine Antworten offenbar nicht richtig sind. Er überspielt es mit den Worten: »Ach, die paar Jährchen, was macht das schon.« Das ist Fassade! Er gibt nicht zu, dass er es nicht mehr weiß.

Wie kann ich Vergesslichkeit und Demenz unterscheiden?

Am Beispiel der beiden erfragten Zahlen von Geburtsjahr und Alter erkennen Sie sofort, was den Unterschied zwischen Vergesslichkeit und Demenz ausmacht. Bei einer Vergesslichkeit irrt man sich vielleicht um ein paar Jahre. Ob man gerade 81 oder 83 ist, spielt keine Rolle. Aber sich für 37 zu halten, wenn man 80 Jahre alt ist, das hat mit Vergesslichkeit nichts mehr zu tun.

Ein schlechtes Namensgedächtnis ist altersgerecht normal. Sollten Sie aber irgendwann Namen Ihrer Eltern, Lebenspartner oder Kinder nicht erinnern, dann ist es Zeit, die Sache ernst zu nehmen. Diese Erinnerungslücke kann nach zehn Minuten schon wieder vorbei sein, aber es ist ein Hinweis, dass etwas im Gehirn nicht stimmt.

Oder wenn Sie eines Tages in Ihrer Stadt unterwegs sind und plötzlich nicht wissen, wo Sie wohnen, wenn Sie Ihre Wohnanschrift nicht sagen können, dann ist das keine normale Vergesslichkeit.

Ein weiteres Beispiel:

1. Sie konnten immer ohne Einkaufszettel einkaufen gehen und haben nie etwas vergessen. Neuerdings geht es ohne Einkaufszettel gar nicht mehr. Das ist altersgerecht normal.
2. Eben haben Sie den Zettel geschrieben und vergessen mitzunehmen. Das ist altersgerecht normal.
3. Wenn Sie aber dann nach Hause kommen und fragen, wer in Ihrer Wohnung war und Ihnen einen Einkaufszettel auf den Tisch gelegt hat, dann ist es mit Sicherheit ein Hinweis auf eine beginnende Demenz.

Wer vergesslich ist, weiß, dass er vergesslich ist. Wer dement ist, vergisst, dass er vergesslich ist.

Wie gehen wir richtig mit demenzkranken Menschen um?

Wer vergisst, dass er vergisst, beschuldigt immer andere. Sie haben dann immer seinen Schlüssel versteckt, Sie haben sein Geld genommen, Sie haben die Schränke umgeräumt. Er ist nie schuld. Bleiben Sie in solchen Momenten gelassen, streiten Sie nicht. Es bringt nichts, es raubt Ihnen nur die

Nerven. Es ist leichter zu sagen, was Sie nicht tun sollen: nicht belehren, nicht widersprechen, nicht diskutieren, nicht auslachen, nicht ausschimpfen, nicht bestrafen. Nicht ganz so einfach ist es zu erklären, wie Sie sich richtig verhalten. Das Leben mit demenzkranken Menschen ist so vielfältig, so bunt, so fröhlich, so anstrengend, so zermürbend, da fällt es schwer zu sagen, ›Tun Sie dies. Tun Sie das‹.

Eine Tatsache kann aber die Basis für den richtigen Umgang sein: Fühlt sich der Mensch mit Demenz sicher, geborgen, angenommen und akzeptiert, treten viele der schwierigen Verhaltensweisen nicht auf. Fachleute sprechen heute nicht mehr von schwierigem Verhalten, sondern von herausforderndem Verhalten. Also nicht der Kranke ist die Ursache der Konflikte, sondern wir lassen uns von ihm herausfordern und reagieren unangemessen auf sein Verhalten. Das führt zum Konflikt.

Ein Thema verdient hier noch Ihre Aufmerksamkeit. Es geht um die Haftpflicht, wenn ein Mensch mit Demenz anderen Schaden zufügt. Im Vorgarten von Frau Berger sonnt sich seit Jahren die Nachbarskatze. Nie war das ein Problem. Frau Berger mochte die Katze. Dennoch wirft sie eines Tages, unvorhersehbar, laut schimpfend einen Blumentopf in Richtung Katze. Die Katze erschrickt, springt hoch und läuft einem Nachbarskind ins Fahrrad. Die Nachbarn fordern Schadenersatz für die Reparatur des Fahrrades. Die Haftpflichtversicherung lehnt die Schadensregulierung ab mit der Begründung, die pflegenden Angehörigen hätten ihre Aufsichtspflicht verletzt. Es gibt keine einfache Antwort, wer im Falle einer Demenzerkrankung für den Schaden verantwortlich ist. Es kommt auf den Versicherungsvertrag an, auf die konkreten Umstände und vieles mehr. Brauchen

Sie zu diesem Thema weitere Informationen, empfehle ich Ihnen den Ratgeber der Deutschen Alzheimer Gesellschaft von 2019. (40)

Familien berichten bei allen Sorgen auch über viele humorvolle Stunden und Situationen. Demenzkranke Menschen können lange Phasen von Ausgeglichenheit, innerer Ruhe und Freundlichkeit haben.

Geschichten aus dem Alltag

Mit demenzkranken Menschen richtig umzugehen kann man lernen. An wenigen Beispielen werden Sie sehen, dass Kreativität und ein tiefes Verständnis für das Leid des anderen die besten Voraussetzungen für ein konfliktarmes Zusammenleben sein können.

Herr Schubert ist verzweifelt. Jeden Abend, wenn sie zu Bett gehen wollen, zieht sich seine Frau seit einigen Tagen die Jacke an und rüttelt an der Wohnungstür. »Ich will nach Hause, ich will nach Hause.« Seine Argumente, sie wären zu Hause, es sei spät, sie solle sich ausziehen und ins Bett gehen, führen zu noch lauterem Rufen und Rütteln. Am vierten Abend zieht er sich auch an, schließt die Tür auf und geht mit ihr eine Runde um den Block. Nach zehn Minuten gehen sie zurück zur Wohnung, und Herr Schubert sagt ganz ruhig: »Siehst du, Hilde, nun bist du zu Hause.« Hilde ist zufrieden, beide gehen schlafen.

Frau Nordhaus will ihrem Ehemann ein stark bekleckertes Hemd ausziehen, weil er immer sehr gepflegt war und noch sein will. Er wehrt sich diesmal vehement und schimpft: »Ich bin kein Dreckschwein, was soll das.« Sie versteht seinen Stolz, ihm muss keiner sagen, er wäre schmutzig. Deshalb lässt sie ihn in Ruhe und fragt später: »Hans, ich wasche heute Wäsche. Soll ich von dir auch etwas waschen?« – »Hm.« – »Kann ich dein Hemd gleich mitwaschen? Ich habe gerade weiße Wäsche.« – »Hm.« Problem gelöst. Hans hat selbst entschieden.

Oma Gertrud bekommt Besuch von der 34-jährigen Enkeltochter Silvia. Sie bittet Silvia um ein Glas Saft. Silvia stellt das Glas auf den Tisch und will noch mal zur Küche gehen. Oma Gertrud ruft empört hinterher: »Kindchen, das machst du jetzt aber ordentlich. So stellt man kein Glas auf den Tisch.« Vor einigen Wochen hätte Silvia noch lamentiert, was das soll, das Glas würde da stehen, wo es hingehört, und außerdem solle sie nicht in dem Ton mir ihr reden. Sie sei nicht ihr Kindchen. Inzwischen bleibt Silvia gelassen, geht zurück zum Tisch, dreht das Glas ein wenig und sagt: »So besser, Oma?« – »Ja, musst noch viel lernen.« – »Ach Oma, wenn ich dich nicht hätte.«

Sieglinde überweist immer wieder Spenden, die in TV-Spots erbeten werden. Sie wählt die angegebenen Nummern und gibt ihre Bankverbindung an. Obwohl sie selbst nur von der Grundsicherung lebt und das Konto schon mehrfach überzogen war. Sohn Dieter kommt einmal die Woche vorbei, sieht dann die Abbuchungen auf den Kontoauszügen. Anfangs war er erschrocken, dann verzweifelt, inzwischen ist er nur noch wütend auf seine sture Mutter. Sie behauptet steif und fest: »Ich war das nicht.« – »Lüg mich doch nicht schon wieder an, wer soll es denn sonst gewesen sein.« – »Ich lüge nicht, ich lüge nicht«, weint die Mutter. Manchmal öffnet Sieglinde die Wohnungstür gar nicht mehr, wenn er vor der Tür steht. Sie hat Angst vor seinen Vorwürfen.

Deshalb geht jetzt immer die Schwiegertochter Maria zu Sieglinde. Sie bestätigt erst einmal, dass Sieglinde eine ganz liebe Frau sei, die wenig hat und dennoch an andere denkt. Das hört Sieglinde gern und freut sich. Vorsichtig lenkt Maria ihre Schwiegermutter dahin, dass sie künftig das Geld lieber an eine Einrichtung in ihrem Ort spenden möge, da wisse man genau, wem es hilft. Und wer so wenig Geld hat, muss doch nicht 50 Euro spenden, 5 Euro sind auch eine gute Tat. Sieglinde lässt sich überzeugen, und am gleichen Tag richten sie gemeinsam den Dauerauftrag ein. Auch dieses Beispiel zeigt, dass Vorwürfe und Argumente nichts bringen. Es geht immer um die Gefühlsebene. Maria akzeptiert das Bedürfnis von Sieglinde und leitet es in richtige Bahnen.

Während der Familienfeier steht Opa Ernst auf und will sich den Mantel anziehen. »Wo willst du denn jetzt hin, Opa? Wir wollen doch Kaffee trinken?« – »Ich muss mich schon mal anziehen, wir sind ja gleich da.« – »Wo sind wir gleich?« – »Na, in Braunschweig, da muss ich doch aussteigen.« – »Braunschweig dauert noch eine Weile. Setz dich ruhig wieder hin, wir sagen dir Bescheid, wenn du dich anziehen musst.« Opa Ernst ist beruhigt und setzt sich wieder. Die Familie von Opa Ernst verhält sich wunderbar. Keiner kichert, keiner lacht ihn aus, keiner korrigiert ihn, hier wäre doch kein Zug. Opa Ernst wird mit seinem Impuls akzeptiert und respektiert, das tut ihm gut.

Die Nachbarin von Herrn Beyer, Bettina, ist Altenpflegerin und kennt sich mit der Krankheit Demenz gut aus. Deshalb kommt sie auch gut mit dem schwierigen Herrn Beyer zurecht, den alle anderen Nachbarn ablehnen. Herr Beyer hat immer mal wieder Wutausbrüche, deren Ursache keiner kennt. Die Lautstärke und Dauer seiner Schimpftiraden stören im Haus manchmal erheblich. Aber auf Beschwerden und Forderungen nach Ruhe reagiert er überhaupt nicht. Nur Bettina schafft es, Herrn Beyer in wenigen Minuten zu beruhigen. Sie gibt ihm recht! Warum und worauf er wütend ist, weiß sie auch nicht, aber sie geht zu ihm und sagt: »Da kann man auch wütend sein, das verstehe ich. So was aber auch, immer dieser Ärger. Das machen Sie richtig, dass Sie sich das nicht gefallen lassen.« Und schon beruhigt sich Herr Beyer, die Krise ist vorüber.

Frau Cornelius bekam von ihren Kindern Lavendel geschenkt. Die Tropfen werden jeden Abend auf ihr Kopfkissen und auf das Nachthemd gegeben, und erstaunlich gut schläft Frau Cornelius seitdem ein.

Zusammenfassend sage ich zum richtigen Umgang mit demenzkranken Menschen immer: Beobachten – Kreativ sein – Experimentieren. Helfen Sie den verwirrten Menschen, im Alltag zurechtzukommen.

Verwirrtheitszustände ohne Demenz

Es gibt auch eine Verwirrtheit, die täuschend echt wie eine Demenz daherkommt. Sie können das anfangs nicht unterscheiden. Manche Verwirrtheit dauert nur wenige Stunden oder einige Tage an. Die Ursache sind Schwankungen der Sauerstoffversorgung im Gehirn, die durch verschiedene Anlässe ausgelöst werden:

- Herzrhythmusstörungen
- starker Blutdruckabfall
- Hirndurchblutungsstörungen

- erhebliche psychische Belastungen, wie Umzüge, Trauer
- Medikamente
- Flüssigkeitsmangel
- zu niedriger Blutzuckerspiegel
- Elektrolytverschiebungen durch schlechte Ernährung

Werden die Ursachen erkannt und beseitigt, ist der Mensch wieder vollkommen orientiert.

Auch nach einem Schlaganfall oder nach einer Vollnarkose sind alte Menschen manchmal wochenlang verwirrt. Die Medizin nennt diesen Zustand heute Delir, was akute Verwirrtheit bedeutet. Demenz ist dagegen eine chronische Verwirrtheit. Ein solches Delir kann sich bis zu zwölf Wochen zeigen. Um einen vorschnellen Umzug in ein Pflegeheim oder eine zu schnelle gesetzliche Betreuung zu verhindern, finanziert die Pflegeversicherung bis zu zwölf Wochen Kurzzeitpflege und geriatrische Rehabilitation. Lassen Sie sich auf jeden Fall beraten, wenn eine akute Verwirrtheit bei den Eltern auftritt. Ich habe den 85-jährigen Fritz nach seinem Schlaganfall im Krankenhaus besucht. Er lag im Bett und reagierte auf mein Kommen eher nicht. Schaute mich an, sprach aber nicht. Nestelte ununterbrochen an seinem Nachthemd, an der Bettdecke, kramte im Nachtschrank, wollte immer aufstehen. Typisch für ein Delir. Vier Wochen später besuchte ich ihn zu Hause. Er begrüßte mich, er erzählte, er war voll orientiert. Plötzlich sagte er: »Du musst doch im Krankenhaus auch gedacht haben, jetzt ist der Alte vollkommen verrückt geworden. Ich wusste, dass du da bist, aber ich konnte nicht sagen, was ich wollte, und nicht machen, was ich wollte. Es war ganz komisch.« Immer mal wieder berichten Patienten darüber, dass sie im Delir alles wahrgenommen haben, ihr Verhalten aber nicht steuern konnten.

Magensonde, ja oder nein?

Marita ist überfordert. Ihre Mutter lebt seit acht Monaten im Pflegeheim und leidet an schwerer Demenz. Seit einer Woche verweigert die Mutter das Essen, auch Getränke nimmt sie kaum noch zu sich. Und seit vier Tagen schiebt Marita eine Entscheidung hinaus. Eine, die ihr Gewissen belasten wird, egal, wie sie ausfällt. Seit drei Tagen soll sie der ärztlichen Empfehlung zustimmen, dass bei der Mutter eine PEG-Sonde zur künstlichen Ernährung gelegt wird, um sie vor dem Verhungern und Verdursten zu bewahren. Hat der Arzt diese Sonde einmal gelegt, darf er sie erst dann wieder entfernen, wenn die Mutter wieder selbstständig essen könnte. Verbessert sich der Gesundheitszustand allerdings nicht, kann das Leiden durch die künstliche Ernährung noch jahrelang verlängert werden und ins Siechtum übergehen. (44) Beide Vorstellungen hält Marita kaum aus. Und es bleibt kaum noch Zeit. »Diese Entscheidung kann ich nicht treffen, ich fühle mich total überfordert«, klagt mir Marita ihren Gewissenskonflikt.

Die Mutter hat zwar vor drei Jahren eine Patientenverfügung verfasst, hat sich darin aber zur Frage der künstlichen Ernährung nicht geäußert. Marita ihrerseits hat eine Vorsorgevollmacht und ist deshalb nun im juristischen Sinne verantwortlich. Sie sucht das Gespräch mit dem Hausarzt der Mutter. Er rät ihr, sich unbedingt mit ihren Geschwistern und ggf. erwachsenen Enkelkindern gemeinsam zu beraten, notfalls auch nur per Telefon. Der emotionale Rückhalt von Familie und Arzt tut Marita gut, allein würde sie diese Situation nicht bewältigen können. Sie entscheidet sich letztendlich gegen die PEG-Sonde. Die Vorstellung vom verlängerten

Siechtum scheint ihr unerträglich. Immer wieder sprechen die Geschwister auch nach dem Tod der Mutter über diese Entscheidung. Sie fühlen, es war richtig. Aber eine kleine Unsicherheit bleibt dennoch zurück. Zufällig lernt Marita eine Familie kennen, die sich *für* die PEG-Sonde entschieden hat. Der bettlägerige Vater lebt damit inzwischen zwei Jahre. Die Gefühle sind ähnlich diffus wie in der Familie von Marita, nur umgekehrt. Sie haben das Gefühl, es war richtig, dem Vater jede Möglichkeit der medizinischen Versorgung zu gewähren, man konnte ihn doch nicht einfach sterben lassen. Aber eine kleine Unsicherheit ist nicht zu überhören: Der Vater lebt noch, aber wie? Es gibt für viele solcher existenziellen Fragen keine richtige oder falsche Antwort, es gibt nur eine momentane Entscheidung, die sich später richtig oder falsch anfühlen kann.

Fakten zur Magensonde

Die sogenannte PEG-Sonde wird zur künstlichen Ernährung eingesetzt. PEG ist die Abkürzung für Perkutane Endoskopische Gastrostomie. Das bedeutet, P = durch die Haut, E = ohne Operation von außen in Körperhöhlen eindringen, G = in den Magen. Ohne diese Hilfe würde der Betroffene verhungern. Jährlich werden in Deutschland rund 140.000 Menschen zeitweilig oder dauerhaft mit einer Magensonde versorgt. Es geht um Hilfen bei Tumorerkrankungen, um Notfälle auf der Intensivstation und um psychische oder demenzielle Erkrankungen.

Die Eltern wollen oder müssen umziehen

Ein Großteil unserer alt gewordenen Eltern zieht im Alter in eine andere Wohnung. Manchmal freiwillig, manchmal gesundheitsbedingt, manchmal in die Nähe der Kinder. Das Angebot an Wohnformen ist breit, was die Entscheidung nicht unbedingt leichter macht. Auch im Bereich der Wohnungssuche gilt: Verlassen Sie sich nicht auf Aussagen und Fotos in Hochglanzbroschüren. Bieten Sie Ihren Eltern an, gemeinsam eine persönliche Liste aufzustellen, welche Faktoren wichtig sind. Danach erst gehen Sie auf Wohnungssuche.

Worauf Sie achten sollten:

1. Welche Infrastruktur im unmittelbaren Wohnungsumfeld ist den Eltern wichtig? Müssen Einrichtungen wie Hausarzt, Apotheke, Physiotherapie, Friseur, Supermarkt, Schwimmbad zu Fuß erreichbar sein, oder haben die Eltern andere Möglichkeiten der Mobilität, auch noch im hohen Alter? Ist den Eltern ein Park zum Spazierengehen wichtig? Gibt es im Wohnumfeld Bänke? Haben die Eltern einen Hund und brauchen dafür ein Umfeld?

2. Wie wichtig ist den Eltern das soziale Umfeld? Ist es für die Zukunft nötig und beidseitig gewünscht, dass die Kinder in der Nähe wohnen? Oder kann es sein, dass die Kinder selbst den Wohnort noch einmal oder sogar häufiger wechseln? Möchte man andere, nahe Verwandte im Umfeld haben? Umfeld heißt in dem Fall, dass man sich gegenseitig etwa innerhalb einer halben Stunde erreichen kann. Sind Nachbarn für die Eltern wichtig? Wünschen sie Nachbarschaftshilfe und möchten diese auch selbst anbieten? Möchten sie eher

193

ruhige, gleichaltrige Nachbarn, oder lieben sie den Trubel von Kindern und Spielplätzen? Suchen sie also eher eine altersgerechte Wohnumgebung oder ein generationengemischtes Umfeld? Haben die Eltern oft Angst vor Diebstahl und Einbruch? Dann darf die Wohnung nicht im Erdgeschoss sein.

3. Worauf ist in der Wohnung zu achten? Wichtig ist die absolute Barrierefreiheit. Der Fahrstuhl muss beispielsweise von der Straße wie auch von der Wohnung aus ohne Stufen erreichbar sein, sonst nützt er nichts. Achten Sie auch auf den Balkon. Viele Balkons in Bauten der 1970er-Jahre sind nur über eine hohe Stufe zu betreten. Diese Stufe verhindert später die Balkonnutzung, weil sie zur unüberwindlichen Hürde wird. Sehen Sie sich das Bad an. Es muss groß genug sein, dass der Mensch sich im Sitzen waschen kann oder dass der Rollator mit hineinpasst. Nicht jeder wünscht sich eine (bodengleiche) Dusche. Falls eine Wanne im Bad ist, muss aber die Möglichkeit gegeben sein, verschiedene Haltegriffe anzubringen und Lifter oder andere Einstiegshilfen einzusetzen.

Die Entscheidung, ob man seine alt gewordenen Eltern zu sich holt, will gut überlegt sein. Sicher ist es bei kurzen Entfernungen leichter, Hilfe zu leisten und Hilfe zu organisieren. Bedenken Sie aber auf jeden Fall, dass mit dem Hinzug zu den Kindern auch eine Erwartungshaltung bei den Eltern entsteht, dass Sie dann auch einen größeren Teil Ihrer Freizeit mit ihnen verbringen. Groß ist die Enttäuschung, wenn alte Eltern ihr gewohntes soziales Umfeld aufgegeben haben, Sie als Angehörige dann aber trotzdem kaum Zeit finden, Wochenenden, Ausflüge, Feiern und Urlaub gemeinsam zu gestalten. Eine solche Enttäuschung führt schneller zur Vereinsamung als eine große räumliche Distanz.

»Wir holen Vater Weihnachten nach Hause«

Wenn Eltern noch alleine leben oder im Pflegeheim wohnen, stellen sich viele Familien die Frage, ob sie ihren Vater oder die Mutter zum Weihnachtsfest nach Hause holen sollen. Das ist keine einfache Entscheidung, weil verschiedene Aspekte zu bedenken sind. Dafür spricht, dass wir ein gutes Gefühl haben, wenn wir unsere Eltern zu diesem Fest nicht allein lassen und sie zu uns holen. Wir geben damit auch unseren Kindern und Enkeln ein Vorbild, was wir vielleicht später von ihnen erwarten. Das Zusammensein in eventuell schon vier Generationen kann eine Bereicherung und wertvolle Bindungserfahrung für die ganze Familie werden. Manche Familien haben zu ihren Angehörigen im Pflegeheim so engen und fast täglichen Kontakt, dass sie gar nicht auf die Idee kämen, Vater oder Mutter zu Weihnachten nicht nach Hause zu holen.

Was kann dagegensprechen? Sind Mutter oder Vater noch so belastbar, dass sie die Fahrt verkraften? Fühlen sie sich überhaupt wohl in der Wohnung? Haben sie einen Rückzugsraum, ein altersgerechtes Bett, Bewegungsfreiheit mit dem Rollator in der Wohnung, ausreichend Platz zum Sitzen im Bad? Wer hilft ihnen bei der Körperpflege, beim Wechseln vom Inkontinenzmaterial (Windeln)? Welche Familienmitglieder kommen Weihnachten noch zu Besuch? Ist es für Ihre Eltern dann vielleicht zu laut oder zu anstrengend? Können sich die alten Eltern an den Gesprächen ausreichend beteiligen, oder sind beginnende Demenzen, Schwerhörigkeit oder Sehstörungen Kommunikationskiller? Wer muss Rücksicht auf die alten Menschen nehmen? Wollen die Enkel das, oder reagieren sie mit Abwehr? Regieren sie vielleicht mit Empörung oder Auslachen, wenn Uroma oder Uropa pupsen, schmatzen oder am Tisch rülpsen?

Es ist nicht einfach, so viele Interessen ausgerechnet zum Weihnachtsfest unter einen Hut zu bringen. Schätzen Sie ganz realistisch ein, ob Sie das als Gastgeber leisten können und wollen. Familien berichten mir von sehr guten und sehr erschreckenden Erfahrungen. Auf jeden Fall müssen Sie Ihre Eltern, Ihre Kinder und eventuelle Enkelkinder vorher fragen, ob sich alle darüber freuen oder nicht. Manchmal sagen auch die alten Eltern von sich aus Nein, weil sie sich in der vertrauten Umgebung des Heimes sicherer fühlen.

Ein Kompromiss ist dann der Besuch der Familie bei den alten Eltern in deren Wohnung oder im Pflegeheim. Unter heutigen Bedingungen ist auch eine digitale Teilhabe des Älteren an der Familienfeier nicht mehr ungewöhnlich.

»Wir haben Mutter ins Pflegeheim gebracht«

Diesen Satz hören sicher auch Sie hin und wieder. Haben ihn vielleicht selbst auch gesagt. Nicht die Mutter hat sich für den Umzug in ein Heim entschieden, die Tochter hat die Entscheidung forciert und Mutter in ein Heim gebracht. Beim Nachdenken tut dieser Satz weh, obwohl er die Alltagsrealität widerspiegelt. Der Satz bestätigt, was wir alle wissen: Alte Menschen wollen nicht in ein Heim. Sie wollen ihr Zuhause und ihren selbstbestimmten Alltag nicht hergeben. Verständlich. Der Konflikt liegt nicht bei den Kindern, er liegt im alten Menschen selbst begründet. Nach und nach verliert er jegliche Einsicht in die eigene Hilfsbedürftigkeit. Das Ausmaß der täglichen Hilfeleistungen in der häuslichen Versorgung überblickt er nicht. Vom Gefühl her denkt er, er brauche doch kaum Hilfe, er störe doch keinen, er fordere doch kaum etwas, mache doch gar keine Arbeit. Die Wahrnehmung der pflegenden Angehörigen sieht anders aus. Arztbesuche, Apotheken, Einkäufe, Wäsche, Körperpflege, Reinigungsarbeiten, Essen kochen, Friseurtermine, Fußpflege und so weiter und so weiter. »Ständig braucht sie etwas, mal fehlt Salz am Essen, mal ist das Fenster zu lange offen, mal drückt was beim Liegen, dann braucht sie den Schal, dann soll ich Blumen frisches Wasser geben, ich bin nur mit ihr beschäftigt, habe keine Stunde für mich ganz allein.« Wer soll das aushalten?

Erstaunlich viele! Immerhin leben 75 Prozent aller pflegebedürftigen Menschen zu Hause. Sollten Sie jedoch zu den 25 Prozent der Familien gehören, die sich für ein Pflegeheim entschieden haben, dann ist das in Ordnung. Sie haben dafür Gründe gehabt, die kein Außenstehender bewerten kann. Sie können Ihren Angehörigen im Pflegeheim dennoch sehr nahe bleiben, auch über große Entfernungen und auch bei eigener hoher Arbeitsbelastung. Zehn Minuten am Tag hat jeder Zeit. Man muss sie sich nur nehmen und fest im Tagesprogramm einplanen. Moderne Technik macht es möglich, täglich einen kurzen Anruf, vielleicht sogar mit Bild, aus jedem Teil der Welt.

»Ich habe meine Mutter bis zum Schluss gepflegt«

Zu Hause sterben zu können ist für viele Menschen ein großer Wunsch. Beim Sterben nicht allein zu sein ist ein noch größerer Wunsch. Nicht immer stirbt ein Mensch zu Hause, eher selten. Nicht immer kann man im Moment des Sterbens anwesend sein. Manchmal ist ein Sterbeprozess so quälend, dass Angehörige das Leid kaum ertragen können. Und manchmal stellt das Beisammensein in der Sterbephase eine sehr enge Beziehung zwischen Angehörigen (wieder) her, die lange nach dem Tod nachwirkt.

Davon erzählt mir Viola, inzwischen selbst 78 Jahre alt. Sie hat sich fast zehn Jahre um ihre Mutter gekümmert, die an Demenz erkrankte. Erst im letzten Lebensjahr hat sich Viola entschieden, die Mutter doch in einem Pflegeheim versorgen zu lassen. Täglich besuchte sie die Mutter und versorgte sie auch. Irgendwann bemerkte Viola Veränderungen an ihr, »ich glaube, sie will jetzt sterben«, erzählte sie mir. Eines Tages hielt die Mutter die Hand von Viola beim Verabschieden fest und sagte mit klarer Stimme: »Bitte bleib doch noch, mein liebes Püppchen.« Viola verlor die Fassung, denn die Mutter hatte sie schon längere Zeit gar nicht mehr erkannt, und jetzt sprach sie Viola mit dem Kosenamen aus der Kindheit an. Die Mutter streichelte permanent ihre Hand und sagte mehrfach »du liebes Kind, du liebes Kind«. In dieser so intimen Stunde wurde wenig gesprochen, aber für Viola bleiben diese Momente für immer in Erinnerung. Sie ist so dankbar, dass sie bis zur letzten Minute am Bett der Mutter sitzen konnte.

Für Kinder, und seien sie selbst schon alt geworden, bedeutet es offenbar großes Lebensglück, wenn Eltern vor dem Sterben noch mitteilen können, wie sehr sie ihre Kinder lieben, wie dankbar sie sind für die Fürsorge im letzten Lebensabschnitt, wie glücklich ihr Leben war, weil sie diese Kinder hatten.

Schlusswort: Mut zum Hut

Nun habe ich viel geschrieben über das Alter und das Älterwerden. Es ist heute die längste Phase im Lebenslauf, und die bisher großen Themen des Alters »Garten, Enkel, Arzt und Reisen« fordern dringend Ergänzungen. Mein Motto lautet ›Möglichst schick altern‹, was sich nicht auf Mode und Kosmetik bezieht, sondern auf ein Lebensgefühl, auf Neugier, auf Ausprobieren, auf eine neue Unbeschwertheit, die erst das Alter möglich macht. Diese Leichtigkeit tragen wir in Potsdam einmal jährlich durch »Mut zum Hut« zur Schau. Wie es dazu kam, will ich noch kurz berichten.

»Ich würde auch so gern mal Hut tragen, aber ich trau mich nicht.« Diesen Satz hörte ich immer mal wieder, um eines Tages im Jahr 2015 zu sagen: »Wir vier gehen nächste Woche gemeinsam mit Hut durch die Stadt und setzen uns ins Café. Wir trauen uns.« Wir haben es anderen erzählt, und dann haben sich 25 Frauen und ein Mann getraut! Mitten durch die Potsdamer Altstadt trugen wir mutig auch gewagteste Kreationen und erregten Aufmerksamkeit. Wollten wir ja auch! Junge Leute holten die Smartphones raus und fotografierten uns immer und immer wieder. Unsere älteste Teilnehmerin war 82 Jahre alt und gekleidet im Stil von Queen Elizabeth. Wir wurden tatsächlich gefragt, ob wir eine englische Delegation wären. Junge Leute aus Dänemark fragten direkt, wer wir seien. Meine Antwort, »Wir sind die Schicken Alten von Potsdam«, löste bei ihnen ein regelrechtes Gekicher aus. Sie fanden es verrückt. Wir fanden uns toll und beschlossen, ab jetzt jedes Jahr einmal »Mut zum Hut« durch die Stadt zu tragen.

Der erste Stadtspaziergang hatte so viel Ausstrahlung, dass die Einladung für das folgende Jahr schon 75 Frauen und Männer angenommen haben. Wir konnten zur Eröffnung des Spaziergangs Frau Birgit Müller, Vorsitzende der Stadtverordnetenversammlung, begrüßen. Sie ist den Potsdamern als leidenschaftliche Hutträgerin schon viele Jahre bekannt. Wir schlenderten von Geschäft zu Geschäft, bekamen hier einen Eierlikör im Schokobecher und dort eine Praline. Sammelten uns zum Abschluss in der Wilhelmgalerie, um beim gemütlichen Kaffee den Nachmittag zu genießen. Eine Verabredung für 2017 war selbstverständlich.

In dem Jahr haben wir es richtig krachen lassen! Sektempfang beim Oberbürgermeister Jann Jakobs im Rathaus, danach Spaziergang zum Karstadt-Kaufhaus in der Brandenburger Straße. Die Geschäftsführerin, Frau Anett Hasselbeck, auf einem extra für uns ausgelegten roten Teppich, empfing uns herzlich und zeigte sich überrascht angesichts der vielen mutigen Hutträgerinnen in Potsdam. Roter Teppich – wir wollten auch mal Model sein! Die AG Innenstadt e.V. hatte das Potsdam-TV eingeladen und eine Jury zur Preisverleihung für die besten Outfits organisiert. Leider hatten wir genau an dem Nachmittag Regen, Regen, Regen. Schlimmste Befürchtungen, dass keiner kommt! Aber immerhin ließen sich 47 Mutige von 82 Anmeldungen nicht abschrecken.

Im dritten Jahr begrüßte uns das Center-Management des Potsdamer Hauptbahnhofs mit einem Sektempfang. Von dort spazierten 82 Frauen und Männer zum Landtag im Stadtschloss und wurden im wunderschönen Plenarsaal von der Landtagspräsidentin, Frau Britta Stark, persönlich begrüßt. Die Sonne war in diesem Jahr besonders großzügig; nach dem verregneten letzten Jahr hatten wir uns das aber auch verdient. Beim Kaffeeklatsch entdeckte uns ein Schweizer Fotograf, der Impressionen aus Potsdam sammelte. Seine Begeisterung für die vielen schicken Potsdamerinnen war so ansteckend, dass wir als Models kaum zu bremsen waren! 2019 haben wir »Mut zum Hut« bewusst klein gehalten. Der Spaziergang war einfach nur als ein schöner Nachmittag gedacht. Da wir letztes Jahr schon über 80 Mitwirkende waren und ab 100 eine offizielle Veranstaltung anmelden hätten müssen, haben wir den Termin wenig publik gemacht. Wer sich auskennt, weiß, was die Organisation einer offiziellen Veranstaltung im öffentlichen Raum bedeutet.

Aber eine Überraschung hatte ich für alle dann doch organisiert. Ich konnte die damalige Bundestagsabgeordnete Dr. Manja Schüle, heutige Ministerin für Wissenschaft, Forschung und Kultur im Land Brandenburg, für die Begrüßung gewinnen. Wie jedes Jahr war es wieder richtig schön. Natürlich mit Kaffee und Eisbecher!

Mut zum Hut 2020 – trotz Corona, nur etwas anders

Die Stimmung in der Stadt war merkwürdig. Die Lebensfreude der Schicken Alten passte im Frühjahr so gar nicht ins Bild. Über Nacht war eine ganze Generation zur Risikogruppe erklärt worden. Rund 24 Millionen Männer und Frauen im Alter 60 plus. Gesunde und Kranke, Erwerbstätige, Ehrenamtliche, Rentner. Alle. Aber die Risikogruppe verhielt sich nicht immer angemessen. Junge Menschen unterhielten sich: »Morgens um 9 im Supermarkt – wen siehst du? Nur Alte. Mittags um 12 im Supermarkt. Wen siehst du? Nur Alte. Nachmittags um 17 Uhr im Supermarkt. Wen siehst du? Nur Alte. Und denk mal nicht, dass die Abstand halten. Drängeln sich durch die Regale, rücksichtslos. Klopapier könnte ja mal alle sein.« Ob es tatsächlich so war, mag ich nicht einschätzen. Ich sah alle Altersgruppen im Park, im Supermarkt, auf den Straßen. Rücksichtslos waren nur wenige, und wenn, dann Junge wie Alte gleichermaßen. Manch abwertendes Gespräch über die egoistischen Alten war vielleicht ein Ventil, um gefühlte Ungerechtigkeit auszudrücken.

Und viele aus der Generation der Jungen Alten bekamen plötzlich einen Schreck: »Gemeint bin ja auch ich. Aber warum ich? Nur weil ich 60 Jahre alt bin? Frei von jeglichen chronischen Krankheiten, ohne Blutdrucksenker, ohne Cholesterinsenker, berufstätig – mitten im Leben, gesund und fit. Warum werde ich automatisch einer Risikogruppe zugeordnet, die 40 Jahre umfasst? Warum werde ich beschützt, obwohl ich helfen könnte?« Gisela Müller, eine ehemalige Krankenschwester, brachte es auf den Punkt: »Wir Alten wollen auch was tun, wir wollen nicht nur betüttelt werden.«

Und dann haben wir getan, was möglich war, und uns engagiert. Und »Mut zum Hut« haben wir uns trotz Corona gegönnt. Über eine Anzeige in der Zeitung hatte ich eingeladen: »Mut zum Hut können wir auch in diesem Jahr beweisen. Nur etwas anders. Wer sich darauf schon lange freut, kann am 10. Juni 2020 nachmittags in der Innenstadt allein oder mit Freunden, natürlich mit schickem Hut, spazieren gehen.« Und es hat geklappt, wir waren unterwegs, nicht viele, aber wir haben Freude in die Stadt gebracht.

Das kennzeichnet die Generation der Jungen Alten: Das Leben genießen und Lebensfreude ausstrahlen. Verantwortung erkennen und Verantwortung übernehmen. Körperliche Veränderungen akzeptieren und gleichzeitig die Schönheit des Alters annehmen. Unsere neue Freiheit. So ist das.

Quellennachweis

(1) Medizinisches Präventionszentrum Hamburg: www.mpch.de

(2) Aussagen zu Q10: www.verbraucherzentrale.de/wissen/lebensmittel/nahrungsergaenzungsmittel/coenzym-q10produkte-ist-ein-nutzen-wirklich-bewiesen-21067

(3) Unternehmensgruppe von Ardenne: www.ardenne.de

(4) Jentschura, Ute / Jentschura, Roland: Wie entschlacke ich erfolgreich? Verlag Peter Jentschura, Münster 2005

(5) Der Spiegel, Nr. 48 vom 23.11.2019

(6) www1.wdr.de/mediathek/audio/zeitzeichen/audio-max-buerger-gerontologe-todestag--100.html

(7) Telomerforschung einfach erklärt: www.stern.de/panorama/wissen/natur/nobelpreis-fuer-telomer-forschung-schutzkappen-der-erbguttraeger-3447352.html

(8) Ernst, Heiko in: Psychologie heute, 8/2005, »Anders alt werden«

(9) Berliner Altersstudie 1990–1993, www.base-berlin.mpg.de

(10) Forsa-Umfrage von 2012 mit 500 Senioren: »Altern in Deutschland«

(11) Gehrmann, Gisela: Zukunftsweisende Gestaltung der Rahmenbedingungen ehrenamtlicher Arbeit im Übergang zum Ruhestand. In: BAGSO (Hrsg.): »Berufliches Aus als Neubeginn: Alt sein und aktiv bleiben – Auch eine Frage an politische Bildung.« Dokumentation einer Fachtagung 1995 in Dresden

(12) Gehrmann, Gisela: Ehrenamtliche Arbeit in der Volkssolidarität. In: Kistler, Noll, Priller (Hrsg.): Perspektiven gesellschaftlichen Zusammenhalts – Empirische Befunde, Praxiserfahrungen, Meßkonzepte. edition sigma, Berlin 1999, S. 245–250

(13) Brenke, Karl: Bericht des Deutschen Instituts für Wirtschaftsforschung: »Immer mehr Menschen im Rentenalter sind berufstätig« unter www.diw.de/documents/publikationen/73/diw_01.c.415345.de/13-6-1.pdf

(14) Korte, Prof. Dr. Martin: Hirngeflüster. Europa Verlag, München, 2. Auflage 2019, S. 144ff.

(15) Bödiker-Lange, Marie-Luise / Gehrmann, Gisela: Vom Erleben der eigenen Großeltern bis zum Erleben der heutigen eigenen Großelternschaft. Ergebnisse der Großelternstudie aus dem Jahr 1998 mit 600 Probanden; unveröffentlicht

(16) Haubold-Stolle, Juliane: Oma ist die Beste. Eine Kulturgeschichte der Oma. Vergangenheitsverlag, Berlin 2009, S. 36

(17) https://umziehen.de/wohnen-leben/senioren-wg-modernes-lebenskonzept-fuer-rentner-und-best-ager-50-4095

(18) Grundlegende Gedanken hierzu finden sich im Buch von Norbert Elias: Über die Einsamkeit der Sterbenden in unseren Tagen. Suhrkamp, Frankfurt a. M. 1982

(19) www.granny-aupair.com/de oder www.aupair50plus.com

(20) Informationen zum Gitarrelernen auf: www.lern-gitarre.de/lernen/anfang

(21) Klavierspielen zu Hause per Internet lernen: https://orgma.de

(22) https://spaeteliebe.wordpress.com

(23) www.zumba.com

(24) Schmitt, Marina / Wahl, Hans-Werner / Kruse, Andreas: Interdisziplinäre Längsschnittstudie des Erwachsenenalters (ILSE), 2008. www.bmfsfj.de/blob/78924/f04a07dc851797e539d4f91520533170/abschlussbericht-laengsschnittstudie-ilse-data.pdf

(25) Zu Veränderungen der männlichen Sexualität: www.der-gesunde-mann.de

(26) Koch, Inge Lona / Koch, Rainer: Sag nie, ich bin zu alt dafür. Erotik und Sex ab fünfzig. Schwarzkopf & Schwarzkopf, Berlin 2003

(27) Daimler, Renate: Verschwiegene Lust. Frauen über 60 erzählen von Liebe und Sexualität. Kiepenheuer & Witsch, Köln 1991

(28) www.sexualtherapie-steiner.de/alter.html

(29) www.sexualbegleitung.com

(30) www.ncbi.nlm.nih.gov/pmc/articles/PMC2884087

(31) Mnemotechnik, Eintrag auf Wikipedia, abgerufen am 27.05.2013

(32) www.spiegel.de/gesundheit/diagnose/optimaler-bmi-ist-leichtes-uebergewicht-wirklich-gut-a-1091650.html

(33) Siehe »Demenz und Hören«. In: Alzheimer Info, Nachrichten der Deutschen Alzheimer Gesellschaft, 1/2020, S. 4. Die Zeitschrift kann erworben werden bei shop.deutsche-alzheimer.de oder per Telefon 030/2593795-0

(34) Mehr zum Gesichtsfeld auf: www.blickcheck.de/auge/funktion/gesichtsfeld

(35) Kixmüller, Jan: Vorsicht Zimt! In: Potsdamer Neueste Nachrichten vom 20.12.2006, S. 27

(36) Gehrmann, Gisela: Sucht in der Lebensmitte. In: MittZeit Potsdam, 17/2016, S. 14

(37) www.gelbe-liste.de/arzneimitteltherapiesicherheit/priscus-liste

(38) Todesursachenstatistik 2017, Statistisches Bundesamt Wiesbaden: https://das-sichere-haus.de/fileadmin/pdf/statistiken/01_Toedliche_ haeusliche_Unfaelle_2017_nach_Unfallursache.pdf

(39) Deutsches Kuratorium für Sicherheit im Heim und Freizeit e.V., info@das-sichere-haus.de

(40) Ratgeber in rechtlichen und finanziellen Fragen für Angehörige von Demenzkranken, ehrenamtliche und professionelle Helfer, 10. Auflage 2019, 208 Seiten, Kosten 6 Euro. Zu bestellen unter www.deutsche-alzheimer.de oder Tel. 030/259 37 95-0

(41) www.bmjv.de, unter dem Stichwort »Service«: Formulare, Muster und Vordrucke

(42) Haupt, M.: Depressive Störungen im Alter – Kofaktoren, Kosyndrome und Komorbidität. In: NeuroGeriatrie 1/2004, S. 25–31

(43) Voges, Wolfgang: Soziologie des höheren Lebensalters. MaroVerlag, Augsburg, überarbeitete und erweiterte Neuausgabe 1996, S. 105ff.

(44) Bartholomeyczik, Sabine / Dinand, Claudia (Hrsg.): Entscheidungsfindung zur PEG-Sonde bei alten Menschen. Mabuse-Verlag, Frankfurt a. M. 2012

Wenn nicht anders angegeben, wurden alle hier angeführten Websites im Juli 2020 abgerufen.

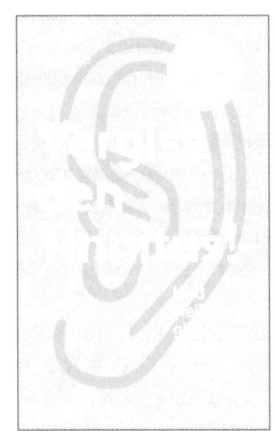

Die Mut machende Geschichte einer Selbstheilung

Rund 15 Millionen Menschen leiden in Deutschland an Tinnitus. Donja Stempfle war eine von ihnen, bis es ihr gelang, das Leiden endgültig zu besiegen. In ihrem persönlichen Mutmachbuch beweist sie, was viele Ärzte bestreiten, nämlich dass es für jeden Betroffenen Heilung und Erleichterung bei Tinnitus gibt. Die Autorin vermittelt verständlich Basiswissen zu Ursachen und Diagnose des Tinnitus und informiert über die gängigen Behandlungsmethoden. Bewegend erzählt sie von ihrem eigenen Genesungsweg und erklärt effektive Übungen für eine ruhigere und gesündere Zukunft ohne den Störenfried im Ohr.

Donja Stempfle
VERGISS DEN TINNITUS!
240 Seiten · ISBN 978-3-7766-2813-5
Auch als E-Book erhältlich

herbig